内科专家说病说保健

杜永成　主编

科学出版社
北京

内 容 简 介

本书由内科专家撰写，涵盖了呼吸科、心血管科、消化科、泌尿科、血液科、内分泌科、风湿免疫科等方面的百余种常见病的诊治方法及保健处方。"专家说病"简明快捷，浅显易懂，读起来省时、省力；"专家说保健"不同于教科书和药物处方手册，也不是常用的"偏方"和"验方"，而是从饮食、起居、休息、运动、修饰、着装诸方面，从"生理-心理-社会"医学模式的大视角，鼓励病人自己动手营造健康。

本书学、用都很方便，可供关注健康的百姓阅读，也可供内科医师作为案头参考。

图书在版编目(CIP)数据

内科专家说病说保健/杜永成主编. —北京：科学出版社，2012.5
（专家说病说保健丛书/高国顺主编）
ISBN 978-7-03-034139-6

Ⅰ.①内… Ⅱ.①杜… Ⅲ.①内科-疾病-诊疗 Ⅳ.①R5

中国版本图书馆 CIP 数据核字（2012）第 079253 号

责任编辑：牛　玲　孙　青　/责任校对：朱光兰
责任印制：徐晓晨　/封面设计：楠竹文化

科学出版社出版
北京东黄城根北街 16 号
邮政编码：100717
http://www.sciencep.com

北京京华虎彩印刷有限公司印刷
科学出版社发行　各地新华书店经销

*

2012 年 6 月第 一 版　开本：B5（720×1000）
2016 年 2 月第二次印刷　印张：14 1/2
字数：160 000
定价：48.00 元
（如有印装质量问题，我社负责调换）

《内科专家说病说保健》
编写人员名单

主　编　杜永成

撰稿人　许建英　霍丽娟　杨　静　方敬爱

张伟华　刘秀梅　李国顺　李殿青

贺　抗　吴世满　李茹香　王陆建

陈秀琳　武明虎　范星火　张新日

胡晓芸　张秀莲　任寿安　李　军

齐　昊　刘文媛　秦　纲　孙艳艳

高　云　孙桂芝　施熠炜　耿倩雯

成孟瑜　赵　蕊　李　惠

丛书序

　　企盼健康长寿是人类亘古不变的追求。社会的发展、科学的进步，尤其是医学科学的飞速发展和生命奥秘的不断破译，使这一追求已经成为现实，国人的人均期望寿命较新中国成立前翻了一番还要多。但人类如何能够生存得更长久、更健康、更优质、更富有活力依旧不是一件容易的事。只有全社会共同关注、共同努力，才有可能实现"人人享有健康保健"这一宏伟目标。

　　我们提倡人人都要力争做一名具有"健康素养的人"，也可以理解为具有高"健商"的人。其一是必须具备健康意识，要学会自觉、主动地珍爱生命、呵护健康；其二是要认真、经常地学习和摄取有关防病治病、养生保健、营造健康的科学知识；其三是要学会并掌握适合自身特点的养生、健身的方法和技能，培养持之以恒的韧性和毅力；其四，一旦生病，要有"既来之，则安之"的心态和顽强地与疾病作斗争的信心和勇气。只有做到这四个方面，才有可能成为一名具有"健康素养的人"。具有健康素养的人应注意培养良好的道德、习惯和行为，做到心理平衡、适应社会、合理膳食、戒烟限酒、适宜锻炼、劳逸结合、控制体重等，才有可能达到真正意义上的健康。

　　时下，一些唯利是图、见利忘义之辈抓住人们企望健康长寿的心理，纷纷粉墨登场，他们打着"专家"、"大师"、"医药世家"、"祖传秘籍"、"宫廷御用"等诱人的幌子，制作虚假广告、拉拢名人作秀、雇用医托造势，给不少人造成很大的经济损失，对人们的健康造成损害。

　　面对这种局面，许多有良知、有爱心、有社会责任感、有科学积淀的医学专家、学者以及关注民生、维护民利的各种媒体纷纷挺身而出，弘扬学术正气，净化医学领域，以严肃认真、科学严谨的态度为广大群众提供通俗易懂的医学知识和保健知识，促进和保障了广大人民群众的身心健康。

"专家说病说保健"丛书的作者们是山西医科大学第一临床医学院、第一医院的资深学者、名医专家和博士、硕士，他们掌握医学前沿动态，具有浑厚的学术底蕴、丰富的临床实践经验、殷实的医学技能，不论是说病还是说保健，都具有科学性、可靠性、可读性和实用性。该丛书深入浅出，通俗易懂。相信"专家说病说保健"丛书的出版，一定会对广大群众身心健康有所裨益。

山西省卫生厅厅长

2011 年 6 月

前　言

　　经过多位内科学专家的共同努力，《内科专家说病说保健》一书和大家见面了。

　　医学专家写科普，广大群众读科普，对促进全民身心健康无疑是一件好事情。本书由 30 余名内科专家、医学博士、医学硕士撰写，内容涵盖了呼吸系统、心血管系统、消化系统、泌尿系统、血液系统、内分泌系统、风湿免疫系统等方面的百余种常见病和多发病。

　　本书的特色在于：专家说病，浅显易懂、言简意赅；专家说保健，科学合理、实用性强，既体现了"生理-心理-社会适应"的健康模式，又体现了"上医不治已病治未病"的健康观念。

　　感谢山西省卫生厅高国顺厅长在百忙之中为本套丛书担任主编并作序；感谢科学出版社的大力支持；感谢所有关心和帮助过本书的朋友。愿《内科专家说病说保健》能成为内科医师的案头参考，成为广大病人及全社会人的好朋友。让我们大家携起手来，共同构建身心健康，共同创造美好未来。

2012 年 3 月

目 录

⟦ 第二篇　心血管系统疾病 ⟧

⟦ 第三篇　消化系统疾病 ⟧

第一篇

呼吸系统疾病

急性上呼吸道感染

吴世满 教授

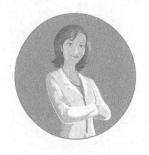

专家说病

　　急性上呼吸道感染是鼻腔、咽或喉部急性炎症的概称，是最常见的一类呼吸道传染病，常由病毒引起，少数由细菌引起。不同的年龄、性别以及生活在不同地区、从事不同职业的人均可患病，一年四季皆可发病，以冬春季多发，多为散发，气候突变时可以流行。引起急性上呼吸道感染的病毒类型较多，人体对各种病毒感染后产生的免疫力较弱且短暂，常无交叉免疫，故可反复发病。

　　本病的诱因多为受凉、淋雨和过度疲劳。普通感冒主要的临床表现多为打喷嚏、鼻塞、流清水样鼻涕、咽痛、味觉迟钝、呼吸不畅、声音嘶哑。咽炎和喉炎表现为咽部发痒、有灼热感、咽痛，有时出现吞咽、讲话困难和咳嗽。疱疹性咽峡炎表现为明显咽痛、发热；检查可见咽部充血，软腭、扁桃体表面有灰白色疱疹及浅表溃疡。咽、结膜热表现为发热、咽痛、畏光和流泪。细菌性咽扁桃体炎表现为起病急，发热，体温达39℃，咽痛。此外，尚可并发鼻窦炎、中耳炎和气管炎、支气管炎。

　　急性上呼吸道感染常进行血象检查，合并细菌感染可进行痰细菌培养。

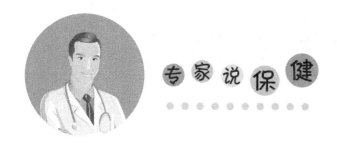

..... 加强体育锻炼，坚持有规律、适合个体的体育活动，如体操、散步、慢跑、太极拳以及各种球类运动，以增强机体抗病能力，抵御各种病原微生物的侵袭。

..... 劳逸结合、生活规律。如果发生了上呼吸道感染，应戒烟，注意休息，多饮水，保持室内空气流通；食用易于消化、清淡的饮食，多吃富含维生素的蔬菜和水果。

..... 注意与上呼吸道感染病人隔离，预防交叉感染。在上呼吸道感染的流行季节，要适当服用一些抗病毒的西药或中成药（如板蓝根冲剂），在干燥的室内可以适当增加湿度，也可用食醋熏蒸。

..... 应用流感疫苗。引起上呼吸道感染的病毒类型较多，人体对各种病毒感染后产生的免疫力较弱且短暂，故目前尚无有效的疫苗用于预防上呼吸道感染，但可以根据每年流感流行的趋势监测，在防疫部门的指导下应用疫苗。

..... 上呼吸道感染时，一般采取对症治疗，选用一些解热镇痛类药物和减少鼻咽充血及分泌物的药物，合并细菌感染时可选用适宜的抗生素。

慢性支气管炎

许建英 教授

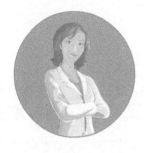

专家说病

慢性支气管炎，俗称"老慢支"，以老年人多见，是一种呼吸系统的常见病和多发病，尤其在寒冷季节，易反复急性发作。若不积极预防和治疗，病情进展常可并发阻塞性肺气肿，甚至发展成慢性肺源性心脏病。北方高寒地区发病率较高，50 岁以上病人多达 13％左右。吸烟、大气污染、病毒和细菌感染、过敏因子的刺激及呼吸道防御功能下降、自主神经功能失调、遗传等因素与"慢支"的发生、发展有密切关系。

慢性支气管炎是指气管、支气管黏膜及其周围组织的慢性非特异性炎症。常见的症状可概括为"咳、痰、喘、炎"四症，以长期咳嗽、咳痰或伴有喘息及反复发作为特征，每年发病持续 3 个月，连续 2 年或 2 年以上。轻者仅有轻度咳嗽，少量黏痰，合并支气管感染。冬季气候突变时，病情加重，可引起急性发作，尤以夜间或清晨为重，痰液一般为白色黏液或泡沫状，急性发作时呈脓性痰。部分病人有喘息症状，早期没有气促，反复发作数年后，并发阻塞性肺气肿，逐渐出现气促。

检查方法有胸部 X 射线透视或拍片、肺功能测定、血气分析，急性发作时血常规化验、痰病原学检查等。

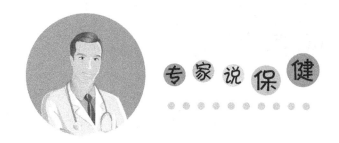

戒烟。消除和避免各种诱发因素，如烟雾、粉尘、刺激性气体等的接触和吸入。

加强体育锻炼，增加户外活动，以提高机体免疫功能。根据病人的爱好，可选择体操、散步、慢跑、太极拳、气功及一些球类运动。

注意保暖，避免受凉，预防感冒。在寒冷季节或气候骤变时，要注意适当增减衣服，在流感季节可以适当服用预防感冒的药物或进行室内食醋熏蒸。

做适宜的耐寒锻炼，可以预防感冒。具体方法：采用经常性的颜面部、鼻部、胸部、四肢暴露部位的按摩。同时可配合冷水洗脸和冲洗鼻腔等。

简易的呼吸操，可在呼吸科医护人员指导下，做保健操、登梯练习。呼吸操可参见由山西医科大学第一医院呼吸科护理人员制作、山西音像出版社发行的《呼吸保健操》VCD。

进食富含维生素 C、维生素 A 的食物和水果。反复呼吸道感染者，可试用免疫调节剂和中药。

急性发作时应在医生指导下口服或静脉点滴抗生素、解痉平喘以及祛痰镇咳等功效的药物。

慢性阻塞性肺疾病

许建英　教授

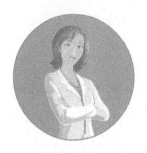

专家说病

慢性阻塞性肺疾病（COPD）是一种具有气流受限特征的疾病，气流受限不完全可逆，呈进行性发展，与肺部对香烟烟雾等有害气体或有害颗粒的异常炎症反应有关。COPD 主要累及肺部，但也可引起全身症状，如体重下降、骨骼肌萎缩、骨质疏松，并可引发糖尿病、冠心病等。

COPD 是一常见病，患病人数多，病死率高。近期流行病学调查，我国 40 岁以上人群 COPD 约占 8.2％。其与慢性支气管炎和肺气肿密切相关。当慢性支气管炎、肺气肿病人肺功能检查出现气流受限，并且不能完全可逆时，就要考虑有 COPD 了。如果疾病迁延不愈，可并发慢性肺源性心脏病。

COPD 常因呼吸功能逐渐减退，通气、换气功能障碍，发生不同程度的低氧血症和高碳酸血症。慢性支气管炎并发 COPD 时，往往在咳嗽、咯痰的基础上，出现逐渐加重的呼吸困难。早期多在活动后，如上楼、快步行走、登山、爬坡时感气急，后发展到走平路时亦感气急。若在说话、穿衣、洗脸乃至静息时有气急，提示肺气肿相当严重。通气功能障碍时，胸憋、气促加剧。呼吸衰竭时，有发绀、头痛、嗜睡、神志恍惚等症状。肺气肿病人易并发自发性气胸、肺部急性感染和慢性肺源性心脏病，并出现相应的临床表现。

检查方法有肺功能是确诊 COPD 必需的检查项目。此外还应该做胸部 X 射线、心电图、血气分析等，有条件者行胸部高分辨 CT。

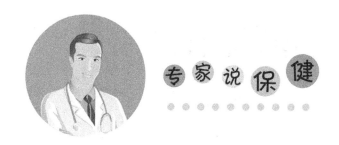

- COPD 是一种可防可治的疾病，病人应保持良好的精神状态，消除不必要的焦虑和忧郁，以平和的心态对待疾病，树立战胜疾病的信心。

- 戒烟，避免各种诱发因素，如烟雾、粉尘、刺激性气体等的接触和吸入。避免受凉，预防感冒。

- 呼吸肌功能锻炼，作腹式呼吸，缩唇缓慢呼气，以加强呼吸肌、膈肌的活动能力。

- 康复治疗，可在呼吸科医护人员指导下做保健操、登梯练习等。呼吸操可参见由山西医科大学第一医院呼吸科护理人员制作、山西音像出版社发行的《呼吸保健操》VCD。

- 在医生指导下，应用舒张支气管药物，如噻托溴铵粉剂吸入、溴化异丙托品气雾剂、茶碱类药物等。对痰不易咳出者可应用祛痰药，如盐酸氨溴索、羧甲司坦或 N-乙酰半胱氨酸等。

- 家庭氧疗，缓解期动脉血氧分压≤55mmHg[1] 者，最好每天吸氧 15 小时以上，吸氧流量 1～2 升/分钟，可以缓解病情，改善生活质量，延长寿命。

- 有并发症时，应及时就医，必要时可选择适宜的手术治疗。例如，局限性肺气肿或肺大泡等，行肺减容术有时可取得较好的疗效。

---

[1]　1mmHg≈133 帕，后同。

慢性肺源性心脏病

施熠炜　主治医师

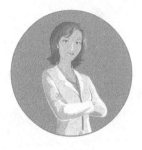

专家说病

慢性肺源性心脏病（简称慢性肺心病），是由慢性支气管肺疾病、胸廓疾病或肺血管疾病等慢性病变引起肺循环阻力增加、肺动脉高压，进而引起右心室扩大、肥厚，甚至发生右心室衰竭的心脏病。在我国本病 80％以上都是由慢性阻塞性肺疾病引起的。

慢性肺心病是我国的常见病、多发病，某项抽样调查表明，患病率约 0.46％，病人年龄多在 40 岁以上，寒冷地区较温暖地区患病率高；高原地区较平原地区患病率高；农村较城市患病率高。

本病发病缓慢，有慢性支气管炎、阻塞性肺气肿的病人，一般要经过 10～15 年才会发展成慢性肺心病。其临床表现除原有肺胸疾病的各种症状和体征外，主要是逐步出现肺心功能衰竭以及其他器官损害的征象，表现为咳嗽、咳痰、活动后气短及酸碱失衡改变的症状和体征。

明确诊断，需作如下检查：

（1）X 射线胸片：观察肺动脉高压及右心室肥厚改变。

（2）血气分析：一般表现为 II 型呼吸衰竭。

（3）其他检查：如心电图、心电向量图、超声心动图、肺功能等检查，主要表现有右心室肥厚变化。

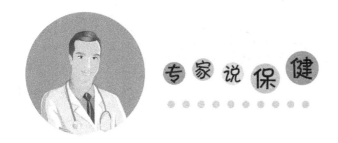

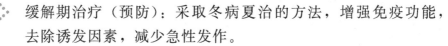

缓解期治疗（预防）：采取冬病夏治的方法，增强免疫功能，去除诱发因素，减少急性发作。

（1）在专科医生的指导下，酌情、规律使用支气管舒张药。

（2）尽量避免、减少外界加重因素，如烟雾、粉尘、吸烟，气候变化时注意保暖，防止受凉感冒。

（3）提高机体抗病能力：注射流感和肺炎疫苗；加强身体锻炼、进行力所能及的体力活动；改善呼吸功能，如做呼吸保健操，以便改善通气，每日两次，每次 10～20 分钟。可在医生指导下用药，如滋阴养肺类中药。注射核酪注射液，内含多种氨基酸，是体内蛋白质合成的必需物质，用后可提高气管、支气管内免疫球蛋白 A 的含量，提高免疫功能。

（4）家庭氧疗：长期持续低流量吸氧可降低肺动脉压、减少急性发作，采用家庭给氧的方法，在活动或锻炼时用鼻导管吸入。

急性加重期应住院治疗：通畅呼吸道，改善呼吸功能，纠正缺氧和二氧化碳潴留，积极控制感染，控制呼吸衰竭和心力衰竭，最好住院治疗。使用抗生素、支气管舒张药、糖皮质激素、抗心衰强心类药物，积极治疗各种并发症。

支气管哮喘

施熠炜　主治医师

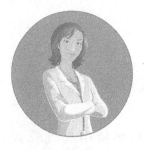

专家说病

支气管哮喘（简称哮喘），是气道的一种慢性变态反应性炎症性疾病。气道炎症由多种炎性细胞（如嗜酸性粒细胞、肥大细胞、T 淋巴细胞、中性粒细胞等）、气道结构细胞（如平滑肌细胞、气道上皮细胞等）和细胞组分参与。

哮喘是常见的慢性呼吸道疾病之一，全球约有 3 亿病人，我国的哮喘患病人数超过 1500 万。哮喘患病率因国家和地区不同而异，为 0.3％～9.2％。儿童发病率高于成人，发达国家高于发展中国家，城市高于农村，应当引起足够重视。

哮喘可以导致气道高反应性、可逆性气流受限，并引起反复发作的、伴有哮鸣音的喘息、呼气性呼吸困难、胸闷或咳嗽等症状，常在夜间和（或）清晨发作或加剧，多数病人可自行缓解或经治疗缓解。

现代医学研究认为，约 2/3 的哮喘是由多基因遗传导致的。与过敏体质，接触或吸入尘螨、花粉、动物毛屑，刺激性气体，感染，运动，药物，职业，情绪波动等因素有关。少数女性病人尚可发生在月经期或产后。轻症可以自行缓解，缓解期无任何症状或异常体征。重症经治疗后症状缓解。长期反复发作可形成阻塞性肺气肿，甚至肺源性心脏病。

依据发病史、临床表现，结合有关检查不难确诊。常做的检查有支气管激发试验、支气管舒张试验、胸部 X 射线检查和皮肤敏感试验等。

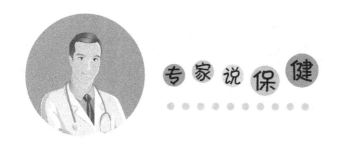

专家说保健

哮喘属心身疾病的一种，应克服焦虑、抑郁、紧张、不安等心态，树立战胜疾病的信心，保持不急不躁、乐观稳定的情绪，以平常心态对待疾病，"既来之，则安之"，积极配合治疗是可以完全控制的。

善于总结发病规律，发现致病诱因并加以防范，发病期间根据病情变化，在医生的指导下，认真进行包括药物在内的各种治疗。

注意气候变化，避寒保暖，预防呼吸道感染。室内保证足够的阳光照射、良好的通风、适宜的温度和湿度。冬季外出可戴口罩，避免寒冷空气直接刺激。

避免接触尘螨、花粉、动物毛屑，室内不宜悬挂壁毯或铺置地毯、草垫，避免穿着或使用羽绒服、羽绒被、羽绒枕等，避免吸入刺激性气体。

科学、合理膳食，保障营养平衡。饮食宜清淡，忌生冷、肥腻、辛辣、海膻等食物，饮食不宜过咸、甜、酸、饱，避免主动、被动吸烟，戒酒。

避免剧烈运动，选择适宜自身的体育锻炼，如太极拳、健身操、步行等，增强体质，预防复发。

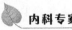
支气管扩张症

任寿安　教授

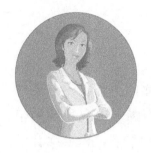

专家说病

　　支气管扩张症是由于支气管及其周围肺组织的慢性炎症损坏管壁，导致支气管腔扩张和变形的慢性化脓性疾病。支气管扩张症可局限于一个肺段或肺叶，也可弥漫性分布累及一侧肺或双侧肺的多个肺叶，可发生于任何年龄，往往开始于婴幼儿期。

　　早期可无症状，或仅有咳嗽，咳少量黏液、浆液性痰。后期反复感染，症状明显，主要为慢性咳嗽，咳黏液脓性痰及咯血，痰量每日可多达 100～500 毫升。有些病人并无慢性咳嗽或咳脓痰，而以咯血为主要表现，称为干性支气管扩张。病情严重者，长期脓痰常伴低热、贫血、消瘦或杵状指（趾）。病灶广泛者，并发肺气肿时可有呼吸困难及发绀。

　　一般根据症状、体征可作出临床诊断。X 射线检查有肺纹理增粗及卷发状阴影，继发感染时可有短小液平面。支气管造影是诊断支气管扩张的重要证据，可明确支气管扩张的病变部位、范围。近年来胸部高分辨率 CT（HRCT）已基本上取代支气管造影。

　　治疗方面，当出现痰量及其脓性成分增加等急性感染征象时及早应用抗生素。支气管舒张剂可改善气流受限状况，并帮助清除分泌物。化痰药物以及振动、拍背和体位引流等胸部物理治疗均有助于清除气道分泌物。如果为局限性支气管扩张，且经充分的内科治疗仍顽固反复发作者，可考虑外科手术切除病变肺组织。

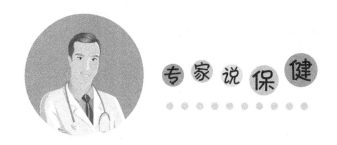

（1）积极防治婴幼儿时期麻疹、百日咳及成人呼吸道感染，如肺炎、肺脓肿、副鼻窦炎、扁桃体炎等。在气候变化时应注意保暖，避免感冒、受凉，不要到空气污浊的公共场所，居室应注意通风，保持一定的湿度。

（2）增强机体的抗病能力，包括全身体力锻炼，如行走、慢跑、游泳、太极拳、登山、划船等；局部锻炼，包括呼吸保健操和上肢及胸、背及腹肌的锻炼。辅以药物，如核酪注射液、支气管炎菌苗片、卡曼舒等治疗。

（3）咳嗽是一种反射动作，可帮助排痰。有效咳嗽应按下述步骤进行锻炼：缓缓吸气，同时上躯向前倾；咳嗽时将腹肌收缩，一次吸气，连续咳3声；停止咳嗽，缩唇将余气尽量呼尽；再缓慢吸气，或平静呼吸片刻，准备再次咳嗽。同时叩击前胸及侧胸壁，振动气管内分泌物，以增加咳嗽排痰效率。

（4）学会体位引流的方法，最初在医生的指导下进行，每天引流3～5次，每次时间5～15分钟。引流时，做胸部体外叩拍可增加引流效果，缩短引流时间。对痰量较多、身体虚弱者应慎重。

参考痰菌培养及药物敏感试验选用抗生素。反复发生感染或大量咯血，病变范围不超过两个肺叶，心肺功能无严重障碍者可考虑手术治疗。

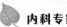

细菌性肺炎

吴世满　教授

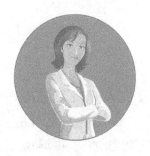专家说病

　　细菌性肺炎是最常见的肺炎，是指由细菌引起的包括终末气道、肺泡腔以及肺间质在内的肺实质性的炎症。根据患病环境不同分为社区获得性肺炎（院外肺炎）与医院内获得性肺炎。

　　社区获得性肺炎主要致病菌为肺炎球菌、革兰氏阴性杆菌（常为肺炎克雷伯杆菌）、军团菌肺炎。医院获得性肺炎多继发于多种原发病的危重病人，治疗比较困难，主要致病菌为革兰氏阴性杆菌，常为混合感染，耐药菌株多，死亡率高。

　　大多数病人起病急，出现高热、寒战、咳嗽、咯痰、胸痛等症状。病原菌不同，咯痰的颜色不一，肺炎球菌性肺炎咯出的为铁锈色痰，金黄色葡萄球菌为脓血痰，肺炎克雷伯杆菌为砖红色胶冻状，绿脓杆菌为蓝绿色。不同的细菌引起的症状也各不相同，军团菌肺炎常有肌痛和相对缓脉等，重症者可出现呼吸困难、呼吸衰竭和循环衰竭。

　　体格检查可以发现肺部啰音或肺部实变体征，呼吸音低，胸膜受损可出现胸膜摩擦音。不同的肺炎有不同的 X 射线表现，如实变、炎性浸润、脓胸或肺气囊肿形成、弥漫性支气管肺炎、早期脓肿形成等。

　　血常规检查可发现白细胞总数升高、中性核白细胞比例升高，痰液细菌学检查可以明确诊断。

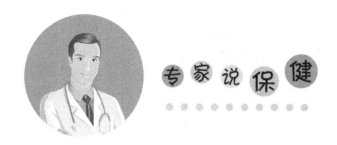

专家说保健

避免淋雨、受寒、疲劳、吸烟和醉酒。对患糖尿病、慢性肝病、慢性心肺疾病、器官移植和脾切除术后等易感人群，可用多型组合的纯化荚膜抗原菌苗来预防肺炎球菌性肺炎，应用流感疫苗预防流行性感冒。

营养不良、慢性酒精中毒、慢性支气管炎、肺部疾患、老年人以及全身衰竭的病人易感染细菌性肺炎。故对于这类病人，尤其应注意生存环境，讲究卫生，加强体育锻炼，增强机体的抵抗力。

保持呼吸道通畅，尽量将痰液咯出。如果病人年老或体质衰弱，痰液不易咯出，可以应用拍背、体位引流的方法尽量将痰液咯出；必要时，在医师指导下，应用吸痰的方法，将痰液吸出；应用有效的抗菌药物和吸氧。

注意保持气道的湿化，以免引起痰液不易咯出，常用的方法为尽量多喝水（白开水），保持室内、住所和房间一定的湿度，可利用雾化的方法增加室内湿度，如室内加湿器等。

通风要好，尽量保持空气流通，使室内空气保持清新。出现低氧血症的病人，应吸氧。饮食方面要多吃一些清淡的食物，必要时可以一日多餐，每餐量少；在保证机体能量需求的情况下，适当增加维生素和蛋白质的含量。

支原体肺炎

张新日 教授

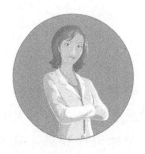专家说病

　　支原体肺炎是由肺炎支原体引起的急性呼吸道感染或肺部炎症，常伴有咽炎及支气管炎，秋冬季节发病较多。本病发病率高，仅次于细菌性肺炎，占非细菌性肺炎的 1/3 以上。以前由于病原体不明确，曾被称为原发性非典型性肺炎。

　　支原体肺炎以儿童和青少年居多，常通过呼吸道传播，多为散发，也可引起区域性小流行。肺炎支原体的致病性可能与病人对病原体或其代谢产物的过敏反应有关。

　　支原体肺炎起病较缓慢，病人常有乏力、咽痛、咳嗽、发热、食欲缺乏和肌肉酸痛等症状，常被误诊为普通感冒或流感。咳嗽多为阵发性呛咳，咳少量黏痰。发热可持续 2～3 周，体温恢复正常后仍可有咳嗽，偶伴有胸部疼痛。X 射线胸片显示肺部呈多种形态的浸润影，呈节段性分布，以肺下部多见。本病通常有自限性，经 3～4 周可自行消散，早期使用有效抗生素可减轻症状，缩短病程。

　　依病史、临床症状、X 射线表现及实验室检查，尤其培养分离出肺炎支原体，本病可以明确诊断。

　　血清学检查是诊断本病的常用方法，一般起病 2 周后，约 2/3 的病人冷凝集试验阳性，如果滴定效价高于 1：32 有诊断价值。

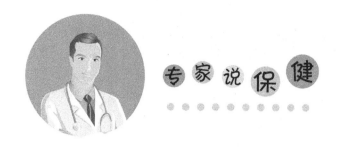

专家说保健

肺炎支原体感染常在家庭内传播，小孩患病后，可致家庭其他人员相继感染。所以，当小孩患支原体肺炎后应尽早诊疗，以免传播给他人。

支原体肺炎虽最常见于儿童和青少年，但集居的人群，如大学生、军人和囚犯等也属高危人群。此外，慢性阻塞性肺疾病病人以及免疫功能低下的病人也常伴发肺炎支原体感染，要提高警惕。

本病主要通过病人口鼻分泌物传播，急性期传染性最强。支原体携带者也是重要传染源。隔离和治疗传染源、切断传播途径是预防本病的主要方法。流行季节尽量少去公共场所，保持室内通风，生活规律，合理营养，适当锻炼身体，提高自身抵抗力。年老体弱者和婴幼儿外出时最好戴上口罩。

感染肺炎支原体后，病人体内可产生一定量抗体，但并不能获得持久性免疫。易患病个体定期注射丙种球蛋白、胸腺肽（又称胸腺素）以及核酪注射液，可有一定的预防作用。

本病早期表现与感冒相似，当以感冒治疗效果不佳时，要想到本病。应在医生指导下选用大环内酯类抗生素，如利君沙、罗红霉素和阿奇霉素等。

衣原体肺炎

吴世满 教授

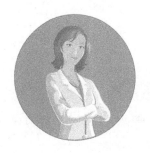

专家说病

衣原体肺炎是由衣原体引起的呼吸道和肺部感染性疾病，常累及上、下呼吸道，引起支气管炎、咽炎、鼻窦炎、中耳炎、虹膜炎、肝炎、心肌炎、心内膜炎、脑膜炎、结节性红斑等疾病。

根据引起疾病的衣原体的不同，衣原体肺炎分为以下几种。

（1）沙眼衣原体肺炎：多由受感染的母亲传染，起病缓慢，先有上呼吸道感染表现，偶有低热，后出现咳嗽和气促，常有细湿啰音或捻发音。胸片显示双侧广泛间质和肺泡浸润，偶见大叶实变。白细胞计数正常，嗜酸性粒细胞增多。

（2）鹦鹉热衣原体肺炎：多来源于家禽接触或受染于鸟粪，通过呼吸道感染，潜伏期 6～14 天，发病呈感冒样症状，体温达 38～40.5℃，早期为干咳，后有痰，呼吸困难或轻或重。有相对缓脉、肌痛、胸痛、食欲缺乏，偶有恶心、呕吐。全身感染可表现为中枢神经系统感染症状或心肌炎表现，偶见黄疸，多见肝、脾大。胸片显示下肺野毛玻璃样阴影中间有点状影。白细胞计数正常，早期血沉增快，易复发。

（3）肺炎衣原体肺炎：起病缓，病程长，症状轻，常伴咽、喉炎及鼻窦炎。上呼吸道感染症状消退后，出现干湿啰音等支气管炎、肺炎表现。咳嗽症状可持续 3 周以上。白细胞计数正常。胸片显示单侧下叶浸润，表现为节段性肺炎，严重者呈广泛双侧肺炎。

特异性抗原测定、DNA 杂交试验和限制性内切核酸酶分析确认不同的衣原体。

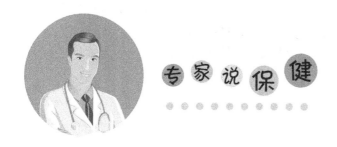

专家说保健

一般治疗：注意加强护理和休息，保持室内空气新鲜，并保持适当室温及湿度。保持呼吸道通畅，经常翻身更换体位。烦躁不安可加重缺氧，故可给适量的镇静药物。供给热量丰富、含有丰富维生素和易于消化吸收的食物及充足水分。

支持治疗：对病情重、病程长、体弱或营养不良者应输新鲜血或血浆，或应用丙种球蛋白治疗，以提高机体抵抗力。

抗生素治疗主要选择以下几类药物。

（1）大环内酯类抗生素：①红霉素：衣原体肺炎应首选红霉素，重症或不能口服者，可静脉给药。眼泪中红霉素可达有效浓度，还可清除鼻咽部沙眼衣原体，可预防沙眼衣原体肺炎的发生。②罗红霉素。③阿奇霉素：对衣原体作用强。与抗酸药物的给药时间至少间隔2小时。④克拉霉素：对肺炎衣原体与红霉素具有同样的效果。
（2）氟喹喏酮类。
（3）磺胺异唑（SIZ）可用于治疗沙眼衣原体肺炎，应在医师指导下应用。

预防原则：对于患有沙眼衣原体的母亲，注意个人卫生，避免感染哺乳期的婴儿。对于喂养家禽的家庭，应保持个人卫生，对于出现感冒症状、发热，甚至全身感染症状的病人，应尽早到医院进行检查。

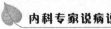

军团菌肺炎

胡晓芸　教授

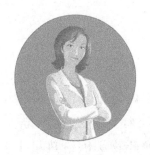

专家说病

　　军团菌肺炎是一种由嗜肺军团杆菌引起的以肺炎为主的全身性疾病。自1976年7月美国费城暴发军团菌病以来，世界各地均有散发病例报道。

　　军团菌为一种需氧革兰氏染色阴性杆菌，广泛存在于水源及土壤中，可以通过供水系统、空调等途径以气溶胶的方式吸入致病。老年人、免疫功能低下者以及有其他肺疾病病人为易感人群。

　　军团菌肺炎好发于夏末秋初，感染后轻者仅有流感样症状，可伴发热，能自愈。重症者潜伏期2～10天，缓慢或急性起病，表现为寒战、高热，体温可高达40℃以上，伴头痛、胸痛、咳嗽、咳黏痰或血痰、呼吸困难。半数病人有腹痛、腹泻和呕吐，神经系统症状也较常见，如神志改变、焦虑、迟钝、谵妄。

　　胸片可显示下叶斑片浸润，进展迅速，无空洞。外周血白细胞总数常升高，以中性粒细胞升高为主，可伴转氨酶升高、乳酸脱氢酶升高，出现血尿、蛋白尿等，低钠血症也较常见。确诊军团菌肺炎需进行军团菌培养、细菌抗原检测或血清特异性抗体测定。患病后检测前后两次血清抗体滴度升高4倍以上具有诊断价值。

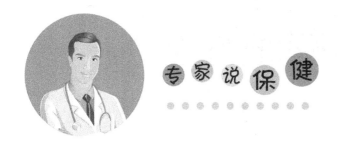

军团菌是存在于水源中的微生物，空调系统、冷却和暖水管道是该菌极易繁殖的场所。军团菌肺炎的暴发流行多见于医院、旅馆和建筑工地等公共场所，多为水源污染所致，人与人之间尚无交叉感染报道。故防止水源污染、进行必要的消毒对控制本病的发病有较好的作用。同时强身健体、提高自身免疫力也很重要，尤其易感人群应进行适当的体育锻炼，避免直吹空调，不饮用生水。

若发生呼吸系统感染，经过常用抗生素，如青霉素类、头孢菌素类、氨基糖苷类等治疗无效时，或伴有高热、超高热、消化道症状、神经精神症状及低钠血症、肝肾损害者，应及时到医院呼吸科就诊，进行相关的病原学检测或血清抗体测定。

由于军团菌肺炎症状严重，并发症发生率高，若治疗不及时死亡率较高。因此早期诊断、合理治疗尤为重要。本病首选的治疗药物为大环内酯类抗生素，如红霉素、阿奇霉素等，重症病人可加用利福平，疗程3周。在医生指导下进行抗感染治疗的同时应予对症、支持治疗，合并呼吸衰竭、低血压者应积极进行呼吸支持及升压治疗。

病毒性肺炎

吴世满　教授

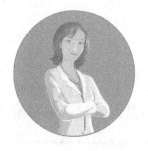

专家说病

病毒性肺炎是由上呼吸道感染向下蔓延所引起的肺部炎症，呼吸道的病毒可以通过飞沫或直接接触传播，且传播迅速，传播面广，多发生于冬春季节。在社区获得性肺炎住院病人中，病毒性肺炎占8％，多种病毒可以引起病毒性肺炎，常见有腺病毒、流感病毒、呼吸道合胞病毒、水痘病毒、带状疱疹病毒、鼻病毒、副流感病毒、巨细胞病毒等。

常表现为起病急，发热头痛、全身酸痛、倦怠、咳嗽、少痰或为白色黏液，咽部疼痛等呼吸道症状，小儿、老年人和患有心肺基础疾病病人易患重症病毒性肺炎，主要表现为呼吸困难、发绀、嗜睡、精神萎靡，甚至出现休克、呼吸衰竭、心力衰竭等，严重者出现急性呼吸窘迫综合征。

肺部的体征不明显，重者表现为呼吸浅速，心率增快，发绀，胸部干、湿性啰音。白细胞计数正常或偏高、偏低，血沉正常，痰涂片可见白细胞主要为单核细胞，培养无细菌生长。

X射线检查表现为肺纹理增重、小片状浸润或广泛浸润，严重者双肺弥漫性结节状浸润。

病毒分离、血清免疫学检查、病毒抗原检测可以明确诊断，但对早期诊断的意义不大。

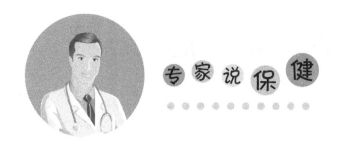

首先，应该注意和预防发生病毒性肺炎。在流行季节，要注意保持室内空气流通，注意隔离消毒，预防交叉感染。在有儿童或老年人的家庭，可以应用薰醋的方法进行消毒，预防病毒性肺炎的传播。

患有病毒性肺炎的病人应该卧床休息，保持室内空气新鲜，注意与未感染者的隔离，进食足够的热量、蛋白质和维生素，多饮水，少量多次进一些软流食。

可在医师指导下，酌情静脉输液和吸氧，保持呼吸道通畅，及时清除上呼吸道的分泌物。老年病人或体质比较衰竭的病人可以应用人工拍背、改变体位的方法清除呼吸道的分泌物，必要时可以进行吸痰来清除呼吸道的分泌物。

没有明显的呼吸道细菌感染，不宜应用抗生素预防继发细菌感染。如果有明显的细菌感染的迹象或证据，应在医师指导下选择敏感的抗生素进行治疗。

在医生指导下，可选用有效的抗病毒的药物，如利巴韦林（病毒唑）、阿昔洛韦、阿糖腺苷或金刚烷胺。

肺 脓 肿

任寿安　教授

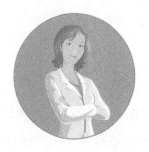

专家说病

　　肺脓肿是由多种病原菌引起的肺部化脓性炎症，早期为化脓性肺炎，继而局部的肺组织坏死、液化，脓肿形成。临床上以高热、咳嗽、咳大量臭脓痰为其特征，典型者胸部 X 射线检查显示肺内有圆形空腔伴有含气的液平面。急性肺脓肿常因上呼吸道、口腔的局灶性感染，在意识障碍时，如麻醉、酒醉、药物过量、癫痫、脑血管意外或受寒、极度疲劳等诱因下，误吸而发病。某些肺部疾病、邻近器官化脓性病变、皮肤外伤感染、疖痈、骨髓炎等均可形成肺脓肿。

　　该病临床表现为：急性肺脓肿起病急剧，伴畏寒、高热（体温可高达39～40℃），咳嗽、咳黏液脓性痰，患侧胸痛，病人气促、精神不振、乏力、食欲减退等。早期痰量不多，当脓肿破溃至支气管时，突然咳出大量脓臭痰，每日痰量可达 300～500 毫升，部分病人伴咯血，偶有大咯血而突然窒息致死。咳嗽、咳脓痰、不规则发热、反复咯血、贫血、消瘦等临床表现迁延不愈，病程在 3 个月以上者为慢性肺脓肿。

　　根据病史、临床表现、白细胞及中性粒细胞增高，胸部 X 射线检查有浓密的炎性阴影伴有空腔、液平面等，血、痰培养包括厌氧菌培养以及药物敏感试验，诊断多不困难。治疗应早期使用抗生素，痰液引流也是提高疗效的重要措施，如治疗有效，宜持续 8～12 周，本病经积极有效治疗后多数可痊愈。对慢性肺脓肿，尤其是抗生素治疗 3 个月后，仍有厚壁空洞或反复大咯血者，可考虑手术治疗。

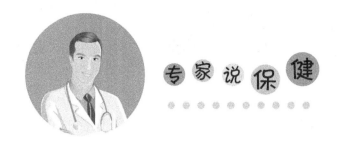

重视口腔、上呼吸道慢性感染的预防与治疗，如龋齿、化脓性扁桃体炎、鼻窦炎、牙槽溢脓等。口腔和胸腹手术前应注意口腔清洁，术后要鼓励咳嗽，及时排出呼吸道分泌物，保持呼吸道通畅。当有意识障碍时，如昏迷、癫痫发作、脑血管意外等，更要注意口腔清洁，避免发生误吸。积极处理皮肤的外伤、疖痈等。

尽量避免容易诱发肺脓肿的诱因，如受寒、极度疲劳、醉酒、过量使用镇静剂。

体位引流，需要在医生指导下进行。对身体状况好，咳痰有力者应积极体位引流，使脓腔处于较高位置，痰液或脓液借助重力排出，每次10～15分钟；每日2～3次，痰黏稠不易咯出者，可服用祛痰药或用雾化吸入法以利痰液引流，但对痰量极多而且体格衰弱的病人，应审慎从事，以免大量浓痰涌出，引起窒息。

安静卧床休息，给予高热量、高蛋白、易消化的饮食，少油腻，忌辛辣食品，多吃水果等。

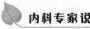

肺 结 核

胡晓芸　教授

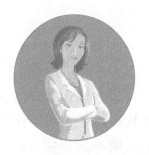

专家说病

结核病是由结核分枝杆菌引起的慢性传染病，可侵及许多脏器，以肺部受累形成肺结核病最为常见。目前由于耐药结核菌的产生与扩展、艾滋病的流行及某些国家对结核病的诊治与管理不完善，使结核病的疫情呈上升趋势。

结核菌属分枝杆菌，对人类致病的主要为人型结核杆菌。结核病的传染源主要是继发性肺结核的病人。常见感染途径为吸入含结核菌的飞沫，罕见由消化道、皮肤、泌尿生殖系统进入人体。人体感染结核菌后是否发病取决于入侵细菌的数量、毒力、类型、感染方式、人体的免疫状态、机体反应性、局部组织的抵抗力等。当人体抵抗力低下时，结核病常易于发展；反之感染后不易发病，即使发病也较轻微，且易治愈。

典型肺结核病起病缓慢，病程长，可有低热、盗汗、疲乏无力、食欲缺乏及消瘦等结核中毒症状，妇女常伴月经失调或闭经。呼吸道症状包括咳嗽、咳痰、咯血、气短，累及胸膜可伴有胸痛。痰中找到结核菌是确诊肺结核的主要依据。因病人可能为间歇排痰，故需连续多次查痰。胸部 X 射线检查也是诊断肺结核的必要手段，对确定病变部位、范围、性质，了解其演变及选择治疗均具有重要价值。结核菌素试验（PPD）、血沉、血常规、结核抗体、气管镜检查及浅表淋巴结活检也有助于诊断或鉴别诊断。

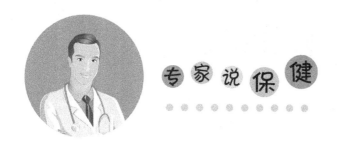

结核菌对外界抵抗力较强，但在阳光下暴晒 2～7 小时，与 5%～12% 的来苏水溶液接触 2～12 小时，与 70% 的乙醇接触 2 分钟或煮沸 5 分钟即可杀灭细菌。故有效控制感染源，切断传播途径十分重要。急性期大量排菌病人应严格消毒隔离，不随地吐痰，痰液直接焚毁，保持居室空气流通，勤晒被褥衣物。

健康易感人群应积极进行体育锻炼，提高自身免疫力，合理饮食，加强营养，避免过度劳累，酌情从事适量的工作，保持身心健康。摄入富含蛋白质、维生素、微量元素、高营养、易消化的食物。

应重视新生儿卡介苗接种。卡介苗是活的无毒牛型结核菌活菌疫苗，接种后可使人体产生对结核菌的获得性免疫，虽不能预防结核菌的感染但能显著降低儿童发病及其严重性，并可减少患病后内源性恶化的可能性。

如果出现结核病的类似症状，应及时到专科医院进行正规治疗。目前常用的抗结核药物包括异烟肼、利福平、吡嗪酰胺、乙胺丁醇、链霉素、对氨基水杨酸、氟喹诺酮类抗生素等。抗结核治疗的原则为早期、联合、规律、适量、全程用药。应注意抗结核药物的不良反应，定期复查肝肾功能等相关检查，若出现胃肠道不适、肝肾损害、球后视神经炎、高尿酸血症、关节痛、末梢神经炎、中枢神经系统症状、眩晕、耳鸣、耳聋等症状时，应及时就诊调整用药。

间质性肺疾病

胡晓芸　教授

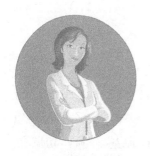

专家说病

间质性肺疾病（ILD）是一组不同原因引起的非感染性、非肿瘤性以侵犯肺泡壁为主，并累及肺泡周围组织及其相邻支撑结构的疾病。其病因复杂，有多达 200 余种病因，且发病机制不明。ILD 多数起病隐袭，表现为呼吸困难进行性加重，可伴干咳、乏力，双肺可闻及 Velcro 啰音（水泡音）。胸部影像呈弥漫性间质性改变，肺功能检查为限制性通气障碍、弥散功能减退。血气可出现低氧血症，疾病进展最终可导致呼吸衰竭。

ILD 可分为已知病因和病因未明两大类。已知病因的 ILD 包括：①与职业和环境相关，如吸入无机粉尘（硅肺、石棉肺、尘肺、慢性铍肺等）、吸入有机粉尘（农民肺、蘑菇肺、饲鸽者肺、空调-湿化器肺等）；②与药物或治疗相关，如抗肿瘤药、胺碘酮、呋喃妥因、苯妥英钠、非甾体类抗炎药、口服降糖药、口服避孕药、海洛因、放疗等；③与感染相关，如血行播散型肺结核、病毒性肺炎、卡氏肺囊虫病；④慢性心功能不全；⑤癌性淋巴管炎；⑥与慢性肾功能不全相关。病因未明的 ILD 数量较多，常见的有：①特发性间质性肺炎；②风湿免疫性疾病，如系统性红斑狼疮、类风湿性关节炎、系统性硬化、多发性肌炎、干燥综合征等；③肉芽肿性疾病，如结节病、Wegener 肉芽肿等；④一些特殊疾病，如肺泡蛋白沉积症、闭塞性细支气管炎伴机化性肺炎、肺淋巴管平滑肌瘤病等。

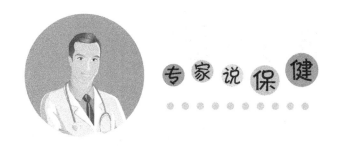

ILD病因复杂，且多数呈慢性隐袭起病，进展缓慢，早期症状，如气短、干咳、乏力、杵状指等常被病人忽视，直至发展为双肺弥漫性纤维化、蜂窝肺、呼吸衰竭才就诊，延误治疗。故有上述症状且诊断不明时，应尽早到呼吸科就诊，进行胸部影像学、肺功能、血气分析等检查，明确诊断。

仔细回顾职业史、吸入接触史、治疗用药史、特殊爱好等，可以为医生寻找病因提供线索。外源性致敏性肺泡炎病人多有明确的抗原接触史，如与干草、麦秆等接触，饲养鸽子、长期桑拿浴等，明确后应脱离抗原环境，并在医生的指导下使用抗炎药物、支气管扩张剂。有风湿免疫性疾病者应积极控制原发病。

病因未明者，应积极配合医生进行相关检查。经过询问病史、体格检查和必要的辅助检查可确定ILD，但不同疾病其治疗和预后有很大差异，有时需进行肺活检来确诊为哪一种或哪一类的ILD。

许多ILD病人需要使用糖皮质激素治疗。该药物的应用应权衡利弊，在专科医生的指导下合理、规范使用。同时，有研究表明适当使用抗氧化剂（如富露施等），可抑制肺纤维化的发展进程。此外，增强体质、预防感冒和下呼吸道感染对该病病人也至关重要。

原发性支气管肺癌

胡晓芸　教授

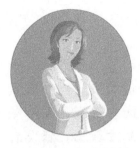

专家说病

　　原发性支气管肺癌（简称肺癌），是起源于支气管黏膜或腺体的恶性肿瘤，为常见的恶性肿瘤之一。肺癌的发病率与死亡率呈逐年上升趋势。组织学上将肺癌分为小细胞肺癌、鳞状细胞癌、大细胞癌和腺癌等。

　　肺癌的病因可能与以下因素有关：吸烟，接触致癌因子，如石棉、煤焦油、多环芳烃、三氯甲醚等；空气污染，包括油烟、不完全燃烧物、汽车尾气、工业废气、公路沥青等；电离辐射；饮食与营养失衡等。

　　肺癌的临床表现多种多样，有 5％～15％ 的病人于发现肺癌时无症状。主要症状可归纳为以下四类。

　　（1）原发肿瘤引起的症状和体征：咳嗽、咯血、胸闷气短、不明原因消瘦与发热，其中以咳嗽、痰中带血最多见。

　　（2）肿瘤局部扩展的表现：侵犯胸壁及肋骨可致胸背痛，压迫或侵犯邻近器官分别可致吞咽困难、声音嘶哑、头面部与上肢水肿等。

　　（3）转移引起的表现：肺癌易转移至肝、脑、骨，引起相应的症状，若发生淋巴结转移可致淋巴结肿大。

　　（4）副癌综合征：为肺癌所致的肺外表现，如非转移性骨痛、肥大性肺性骨关节病、男性乳腺发育、高钙血症、低钠血症及神经系统症状等。

　　疑诊肺癌者应行胸部影像学、气管镜、痰脱落细胞学等检查。

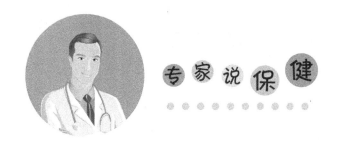

增进健康意识，保持良好的心态和生活习惯，提高自身免疫力，避免吸入致癌物，戒烟。研究表明，鳞状细胞癌与吸烟密切相关，吸烟量越多、年限越长、开始吸烟年龄越早，肺癌患病率及死亡率越高。治理大气污染，避免吸入含致癌物污染的空气和粉尘，加强有害粉尘作业的防护，对于预防肺癌的发生也是至关重要的。高危人群应每半年进行一次胸部X射线检查。

40岁以上重度吸烟者，出现无明显诱因的刺激性咳嗽持续2～3周，治疗无效；原有慢性呼吸道疾病，咳嗽性质改变；短期内持续或反复痰中带血或咯血，且无其他原因可解释；反复发作的同一部位肺炎，特别是肺段性肺炎；原因不明的肺脓肿，无中毒症状，无大量脓痰，无异物吸入史，抗炎治疗效果不显著；原因不明的四肢关节疼痛及杵状指（趾）；影像学提示局限性肺气肿或段、叶性肺不张；孤立性圆形病灶和单侧性肺门阴影增大，原有肺结核病灶已稳定，而形态或性质发生改变；无中毒症状的胸腔积液，尤其是呈血性、进行性增加；以上情况均应引起足够重视，尽早就诊。

确诊为肺癌的病人，应在专科医生的指导下合理地、有计划地进行治疗。可采取手术、放疗、化疗、生物免疫治疗、中医药治疗的综合治疗方法。一般小细胞肺癌以化疗为主，辅以手术或放疗；非小细胞肺癌早期以手术为主，晚期酌情选择放疗、化疗、生物免疫治疗、支持治疗等。

胸 腔 积 液

张新日　教授

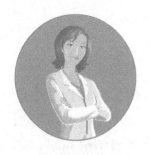

专家说病

　　正常情况下胸腔内有 3～5 毫升液体，呼吸运动时起润滑作用。每天有 500～1000 毫升液体在胸腔内产生和吸收，保持动态平衡。任何因素使胸腔内液生成增多或吸收减少都会引起胸腔积液。胸腔积液分为漏出液、渗出液两大类，后者包括脓胸、血胸、乳糜胸等。

　　引起胸腔积液的病因很多，其中以渗出性胸膜炎最为常见。中青年病人，结核病常见，积液多为草黄色；中老年病人，恶性肿瘤胸膜转移最常见，积液多为血性或洗肉水样。心功能不全、缩窄性心包炎病人由于静脉回流受阻，使胸膜毛细血管静水压增高，可产生胸腔漏出液。肝硬化、肾脏疾病及严重营养不良由于低蛋白血症，胸膜毛细血管胶体渗透压降低，也可产生胸腔漏出液。

　　临床表现除与原发病有关外，还与积液的量和速度有关。积液量少于 300 毫升时症状多不明显；超过 500 毫升时可感胸部憋闷、气短；大量积液时，心脏受压移位，可引起心悸和重度呼吸困难。

　　X 射线检查是诊断胸腔积液的重要手段，积液量为 300～500 毫升时，X 射线可见肋膈角变钝；积液量超过 500 毫升时，X 射线可见积液上缘呈外高内低的弧形阴影。B 超对包裹性积液定位诊断有重要价值，胸水化验及胸膜活检对明确胸腔积液的性质有重要意义。

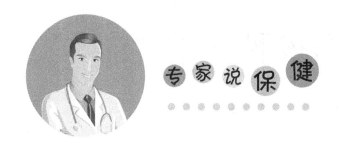

胸腔积液是临床常见病症之一，一旦出现胸腔积液提示机体已有某种器质性疾病。漏出性胸腔积液多由心、肝、肾脏疾病及营养不良引起，通过强心、利尿、扩血管及纠正低蛋白血症后一般能完全吸收。渗出性胸腔积液，常由结核、感染和恶性肿瘤引发。必须到医院及时诊治，以免延误病情，造成不良后果。

结核性胸膜炎多见于青年人，经正规抗结核治疗及间断抽胸水后，胸腔积液可很快减少或消失，部分病人会遗留胸膜肥厚粘连。糖皮质激素可减轻病人结核中毒症状，加快胸水吸收，减少胸膜肥厚粘连，在治疗初期可短期加用泼尼松（强的松），一般不超过一个月。

脓胸是由各种病原微生物引起的胸腔化脓性炎症，以细菌最多见。急性表现为高热、消耗状态和胸部胀痛。治疗原则是控制感染，引流脓液及促使肺复张。对保守治疗效果不佳的慢性脓胸，可考虑手术治疗。

恶性胸腔积液由原发或转移至胸膜的恶性肿瘤引起，发病年龄比较大，胸水生长快、量大，多为血性胸腔积液，治疗主要是全身或局部化疗和免疫支持治疗，以缓解症状，减轻痛苦，延长生命，提高生存质量。

自发性气胸

张新日　教授

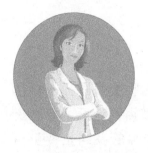

专家说病

正常胸膜腔是由脏壁两层胸膜围成的一个潜在密闭性腔隙，内部不含气体，任何原因使空气进入胸膜腔，引起肺组织受压，即为气胸。自发性气胸常继发于慢性阻塞性肺疾病和肺结核，其次是肺癌、肺脓肿、尘肺等。部分病人，特别是体型瘦高的男性青壮年，常规 X 射线检查肺部无明显病变，但手术中可发现其胸膜下有大小不等的气泡，可能与肺部非特异性炎症瘢痕或弹性纤维先天发育不良有关。

自发性气胸起病前多有抬举重物，剧烈运动等诱因，病人常突感一侧胸痛，呼吸困难，可有咳嗽，但咳痰不多；呼吸困难严重程度与病人年龄、体质、原有心肺功能状态以及胸腔积气的数量和速度有关，严重时可引起呼吸循环功能障碍。病人常端坐呼吸，烦躁不安，口唇发绀，大汗淋漓，脉搏细速，甚至发生意识障碍、呼吸衰竭。老年人，尤其是原有心肺慢性疾病者，发生自发性气胸时，表现酷似心、肺急症，如急性心肌梗死、肺梗死等，要注意鉴别。

X 射线检查（胸片、胸部透视）是诊断气胸的重要方法，表现为肺组织向肺门回缩，其外缘（气胸线）呈发线样弧形影，气胸线以外透亮度增高，无肺纹理；大量气胸时，气管和心脏可向健侧移位。

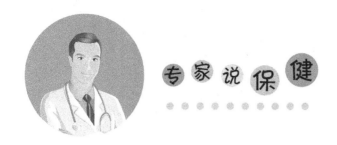

专家说保健

戒烟、戒酒。保持良好的心态和生活习惯，合理的营养和适当的体育锻炼，以增强体质，预防慢性支气管炎、肺气肿及肺结核等慢性胸肺疾病。

对高危人群，如慢性阻塞性肺疾病及肺结核病人，应积极治疗基础疾病，如控制肺部感染、解除小气道痉挛、抗结核等，同时要避免一切可能的诱发因素，如抬举重物、剧烈咳嗽、用力大便、高声喊叫及剧烈运动等。

多吃蔬菜、水果，保持大便通畅。习惯性便秘者适当服用缓泻药；剧烈咳嗽而无痰者适当给止咳药物；老年人，尤其是有慢性胸肺疾病者，应避免强度较大的体育运动，如跑步、打球、游泳等，可选择散步、太极拳、气功、台球等运动项目。

一旦发生气胸，不论气胸量多少，必须及时到医院诊治，切不可自行在家中用药治疗，以免发生危险。积极处理防治各种并发症，如脓气胸、血气胸、纵隔气肿及皮下气肿等。

诊断明确后，应严格卧床休息，酌情给予镇静、镇痛、镇咳药物，吸氧可加快胸腔内气体的吸收。积气较多者，应行胸腔穿刺抽气或胸腔闭式引流。难治性或复发性气胸，可行胸膜粘连术或外科手术治疗。

肺 栓 塞

许建英　教授

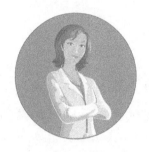

专家说病

　　肺栓塞是以各种栓子阻塞肺动脉系统为其发病原因的一组疾病或临床综合征的总称，包括肺血栓栓塞症、脂肪栓塞综合征、羊水栓塞、空气栓塞等。其中，肺血栓栓塞症为来自静脉系统或右心的血栓阻塞肺动脉或分支所致的疾病，占肺栓塞的90%。

　　肺栓塞是一种常见病，由于长期以来对本病的忽视，造成肺栓塞是少见病、罕见病的错误印象，致使大多数病人被误诊、漏诊（70%～90%）。未经及时治疗的肺栓塞死亡率高达25%～30%。发生肺栓塞的危险因素分为原发性和继发性两类。后者包括血栓性静脉炎、静脉曲张、高龄、创伤、手术、心肺脑血管疾病、长期卧床、长时间乘坐飞机、恶性肿瘤、妊娠、肥胖等，其中血栓性静脉炎、静脉曲张在我国是肺栓塞的主要原因。

　　肺栓塞的临床表现多种多样，以不明原因的劳力性呼吸困难最多见，此外还可有胸痛、晕厥、咯血、烦躁不安、濒死感，严重者可发生低血压休克和猝死。下肢深静脉血栓可表现为患肢肿胀、周径增粗、双下肢不对称肿胀、疼痛或压痛、皮肤色素沉着，行走后患肢易疲劳或肿胀加重。约50%的病人无自觉症状和明显体征。

　　检查方法有动脉血气分析、胸部X射线片、超声心电图、下肢深静脉彩超、胸部增强CT、肺通气/血流灌注扫描、肺动脉造影等，其中胸部增强CT是目前临床上诊断肺栓塞最常用的手段。

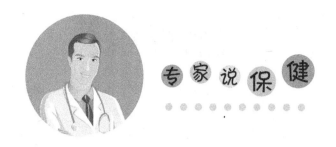

专家说保健

重点高危人群包括普通外科、妇产科、泌尿科、骨科、神经外科的手术后病人及创伤、急性脊髓损伤、急性心肌梗死、缺血性中风、肿瘤、长期卧床、严重肺部疾病的病人。应请专科医生根据病情轻重、年龄、是否合并其他危险因素等评估发生深静脉血栓–肺栓塞的危险性，并制定相应的预防方案。

存在发生深静脉血栓–肺栓塞危险因素的病人，应在专科医生的指导下，根据临床情况采取相应的预防措施。采用的主要方法有机械预防措施和药物预防措施：前者包括加压弹力袜、间歇序贯充气泵和下腔静脉滤器；后者包括小剂量肝素、低分子肝素和华法林。

当出现不明原因的劳力性呼吸困难、晕厥、低血压休克或行走后患肢易疲劳、肿胀、疼痛、周径增粗，尤其出现双下肢不对称肿胀时，应及时到各医院呼吸科就医，便于及时诊断和治疗。

经确诊患有下肢深静脉血栓的病人，严禁用力按摩、挤压患肢。正在接受抗凝治疗的深静脉血栓、肺栓塞病人应定期到医院化验凝血系列，并注意有无发生抗凝药物的不良反应，如皮肤黏膜出血，在医生指导下调整用药剂量。

睡眠呼吸暂停低通气综合征

任寿安　教授

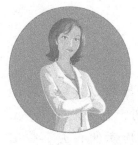

专家说病

　　睡眠呼吸暂停低通气综合征是指每晚睡眠中反复发生呼吸暂停 30 次以上或每小时睡眠中呼吸暂停和低通气次数 5 次以上。临床上分为阻塞型、中枢型、混合型，以阻塞型睡眠呼吸暂停低通气综合征（OSAHS）多见。人群患病率为 1％～4％，65 岁以上老年人患病率高达 20％～40％。OSAHS 是具有潜在危险的常见病，典型者诊断容易，但非典型者漏诊率高。由于睡眠期间反复的呼吸暂停或低通气导致低氧血症、高碳酸血症和睡眠结构紊乱，对机体多器官系统造成损害，严重者可引起死亡。近年来，人们对 OSAHS 的认识有所提高，但由于本病早期常无症状或以其他系统的症状（如高血压、心律失常、性欲减退等）为主要表现，因此有相当多的病人不能得到正确及时的诊断，从而延误治疗。

　　当出现下列情况时应注意 OSAHS 存在的可能：①睡眠打鼾，张口呼吸，频繁出现打鼾与无声交替，反复憋醒。②睡眠不宁，睡眠浅，睡不解乏，夜间遗尿，夜尿增多。③睡眠中出现心绞痛、心律失常。④不明原因的晨起头痛、头晕、口干、咽痛，白天嗜睡或特别容易入睡（5 分钟内入睡者），记忆力减退，反应迟钝，工作学习能力降低，醒后血压升高。⑤阳痿、早衰、阿尔茨海默病（老年痴呆）等。全夜多导睡眠图（PSG）是诊断该病的"金标准"。

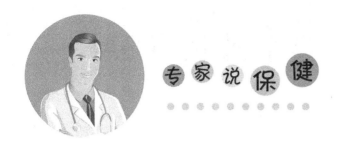

OSAHS 确诊后，除积极治疗原发病外（如甲状腺功能低下、肢端肥大症等），还需根据病人的具体情况采取相应的治疗措施。

减肥。肥胖是大部分阻塞性睡眠呼吸暂停综合征病人的特征，减轻体重能明显改善呼吸暂停。

采取侧卧位睡眠，可采用"网球背心"，晚餐不宜过饱。

戒烟酒，避免服用镇静药物，定期锻炼身体。

治疗鼻部疾患，保持鼻腔通畅。鼻部疾病引起的鼻腔阻塞可加重 OSAHS 的病情。

氧疗对中枢型睡眠呼吸暂停综合征有一定疗效。

药物治疗不是 OSAHS 的常规治疗，只对部分病人有一定的改善作用，常用药物有茶碱、乙酰唑胺、甲羟孕酮（安宫黄体酮）、普罗替林等，在专业医师的指导下慎重使用。

无创机械通气。持续气道内正压（CPAP）是目前公认的首选方法，主要适用于 OSAHS。双水平气道内正压通气（BiPAP）适用于中枢型或阻塞型呼吸睡眠暂停综合征。

其他治疗，如悬雍垂软腭成形术、激光辅助腭咽成形术、低温等离子射频、口腔矫正器、气管造口术等，应严格掌握适应证。

传染性非典型肺炎（SARS）

李　军　副教授

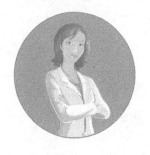

专家说病

　　传染性非典型肺炎是一种急性的呼吸系统感染，世界卫生组织（WHO）于 2003 年 3 月 15 日将其名称公布为严重急性呼吸综合征（severe acute respiratory syndrome，SARS），这正说明了其发病机制与一般肺炎有较大不同，并且是由一种冠状病毒亚型引起。所谓典型肺炎是由细菌引起的；非典型肺炎曾泛指细菌以外的病原体所致的肺炎，现在主要是指由支原体、衣原体、军团菌、立克次体、腺病毒以及其他一些不明微生物引起的肺炎。

　　传染性非典型肺炎主要通过近距离空气飞沫或密切接触病人的分泌物传播，人群普遍易感，有家庭、社会和医院聚集性传播的特点，是一种呼吸道急性传染病，有比较强的传染力。我国将其归为乙类法定传染病并按甲类对待。大部分病人症状较轻，个别可发生急性呼吸窘迫综合征，表现不同程度的呼吸困难，多脏器功能衰竭。

　　SARS 的诊断依据：①流行病学史，与发病者有密切接触史或属于受传染的发病群体之一，或有明确传染他人的证据。②症状与体征，发病急，以发热为首发症状，体温一般大于 38℃，偶有畏寒，可伴头痛、肌肉关节酸痛、乏力、腹泻，常无上呼吸道卡他症状；可有咳嗽，多为干咳、少痰，可有胸闷，严重者出现呼吸窘迫；肺部体征不明显，部分病人可闻及少许湿啰音或肺部实变体征。③外周血白细胞计数一般不高或降低，常有淋巴细胞计数减少。④胸部 X 射线检查，肺部有不同程度的片状、斑片状浸润阴影或网状改变，部分病人进展迅速，呈大片状阴影，常为多叶或双侧改变，阴影吸收消散较慢，肺部阴影与症状、体征可不一致。

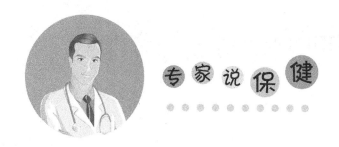

专家说保健

预防 SARS 关键是"四早"，即早发现、早诊断、早隔离、早治疗；"一切断"，切断传播途径。保障室内通风，流水洗手。在 SARS 流行期间，出入公共场所时应戴口罩，一般以 12～16 层为宜。

防寒保暖，强身健体，提高自身抵抗疾病的能力。

注意营养均衡，从多元饮食中摄取足够的营养，以增强机体对病毒的抵抗力，多进食新鲜水果及蔬菜，每天吃一些葱、姜、蒜，多饮绿茶，茶有增强免疫力的功效，保持良好的心态，提高呼吸道的抗病能力的作用。

SARS 具有家庭聚集性，一旦发现自己或身边的人有类似 SARS 的症状，应先戴口罩，尽早就医，主动隔离，以免传染，最好请救护车将病人送到医院，防止在去医院途中增加感染他人的可能性。家人、同事或亲朋不要探视，主动将病人住所及到过的地方进行消毒。与 SARS 有过密切接触的人应停止上班或上学，居家隔离两周，密切注意自身健康状况的变化，出现相应症状及时到医院就医，接受专业人员的指导。

流行期间，单位、家庭和个人应坚持晨检制度，一旦发现有发热、咳嗽等呼吸道症状应及早就医，积极主动地做好个人防护，进行医学观察，隔离两周。

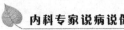
甲型 H1N1 流感

成孟瑜　主治医师

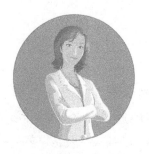

2009 年 3 月，墨西哥暴发"人感染猪流感"疫情，并迅速在全球范围内蔓延。世界卫生组织（WHO）初始将此型流感称为"人感染猪流感"，后将其更名为"甲型 H1N1 流感"。

甲型 H1N1 流感的传染源主要为甲型 H1N1 流感病人，目前尚无证据表明动物为传染源，主要通过飞沫经呼吸道传播，也可通过口腔、鼻腔、眼睛等处黏膜直接或间接接触传播。接触病人的呼吸道分泌物、体液和被病毒污染的物品也可能引起感染。人群普遍易感，接种甲型 H1N1 流感疫苗可有效预防感染。潜伏期一般为 1～7 天，通常表现为流感样症状，包括发热、流涕、鼻塞、咽痛、咳嗽、咳痰、头痛、全身酸痛、乏力等，部分病例还会出现腹泻和呕吐，可发生肺炎等并发症。少数病例病情进展迅速，出现呼吸衰竭、多脏器功能不全或衰竭，甚至死亡。

甲型 H1N1 流感的诊断标准：

（1）符合下列情况之一即可诊断为疑似病例：①发病前 7 天内与传染期甲型 H1N1 流感确诊病例有密切接触，并出现流感样临床表现。②出现流感样临床表现，甲型流感病毒检测阳性，尚未进一步检测病毒亚型。

（2）临床诊断病例。同一起甲型 H1N1 流感暴发疫情中，未经实验室确诊的流感样症状病例，在排除其他致流感样症状疾病时，可诊断为临床诊断病例。

（3）确诊病例。出现流感样临床表现，同时有以下一种或几种实验室检测结果：①甲型 H1N1 流感病毒核酸检测阳性；②分离到甲型 H1N1 流感病毒；③双份血清甲型 H1N1 流感病毒的特异性抗体水平呈 4 倍或 4 倍以上升高。

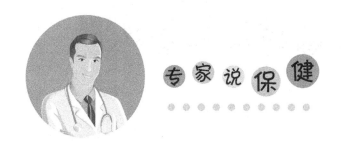

预防甲型 H1N1 流感要注意以下几点。

避免接触有流感样症状（发热、咳嗽、流涕等）的病人。

养成良好的个人卫生习惯，咳嗽或打喷嚏时用纸巾遮住口鼻，然后将纸巾丢进垃圾桶，经常使用洗手液（肥皂）和清水洗手。

保证充足的睡眠，多饮水，加强营养，适度锻炼。

保持室内空气流通，避免前往人群拥挤场所。

出现呼吸道感染症状时应戴口罩，尽早到医院就诊；如为甲型 H1N1 流感密切接触者，出现症状时应主动向医生说明情况。

人感染高致病性禽流感

成孟瑜　主治医师

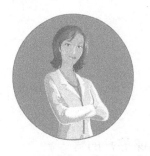 专家说病

人感染高致病性禽流感 A（H5N1）（简称人禽流感）是人类在接触该病毒感染的病/死禽或暴露在被 A（H5N1）病毒污染的环境后发生的感染。最主要的传染源仍为被 A（H5N1）病毒感染的禽类动物，尤其是散养家禽。

人禽流感病人临床上常见的症状为高热、咳嗽、咳痰、呼吸困难等，其中呼吸困难呈进行性加重，可在短时间内出现急性呼吸衰竭的表现；相当比例病人表现为流感样症状（肌痛、咽痛、流涕等）和消化系统症状（呕吐、腹痛、腹泻等）等。人禽流感的诊断标准有以下几个方面。

（1）医学观察病例：有接触史，1周内出现流感样临床表现者。

（2）疑似病例：具备流行病学特征，且无其他明确诊断的肺炎病例。

（3）临床诊断病例：①疑似病例，但无法进一步取得临床检验标本或实验室检查证据，而与其有共同接触史的人被诊断为确诊病例，无其他疾病确定诊断。②具备流行病学史中任何一项，伴相关临床表现，实验室病原检测病人恢复期血清抗 A（H5N1）抗体阳性。

（4）确诊病例：有流行病学接触史和临床表现，从病人呼吸道分泌物标本或相关组织标本中分离出特定病毒，或采用其他方法，禽流感病毒亚型特异抗原或核酸检查阳性，或发病初期和恢复期双份血清禽流感病毒亚型毒株抗体滴度升高 4 倍或以上者。

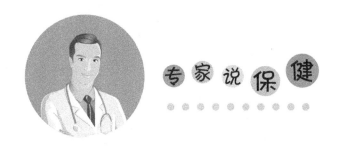

直至现时为止，仍未研制出供人类使用、能有效预防禽流感的疫苗。预防禽流感的最好方法，是增强自己的抵抗力，要有充足的睡眠和休息，均衡的饮食，适量的运动，良好的个人卫生习惯，并加强室内空气流通，切勿吸烟。不要去人烟稠密和空气流通欠佳的地方。如果出现感冒症状便要及时就医，戴上口罩，以免传染他人。

应避免接触家禽及其他雀鸟。染病禽鸟的粪便可能带有禽流感病毒，应尽量避免接触。接触过禽鸟或禽鸟粪便，要立刻用消毒液和清水彻底清洁双手。学校及幼儿园应采取措施防止学生接触禽鸟。

选购活鸡时，应尽量避免接触鸡只和鸡粪，切勿用口吹鸡只的尾部。接触鸡只后，应彻底清洁双手。虽然到目前为止，没有资料显示有人经进食家禽或禽鸟蛋感染禽流感的，但家禽和禽鸟蛋仍须彻底煮熟才可进食。不要把生蛋混合酱料来蘸着吃。家禽必须彻底煮熟才可食用，要保证家禽的内部温度达到70℃以上，并持续煮至少两分钟。如果家禽在烹煮后仍有粉红色肉汁流出，或骨髓仍呈鲜红色，应重新烹煮至完全熟透。

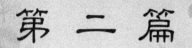

第二篇

心血管系统疾病

心力衰竭

秦 纲 副主任医师 李茹香 教授

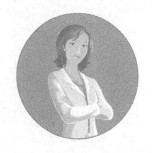

专家说病

　　心脏犹如一台泵，执行着人体内泵血的任务，以供应人体对养分的需要。心脏泵血功能受损，医学上常称之为充血性心力衰竭，简称心力衰竭，心力衰竭是大多数心血管疾病的最终归宿。其发病率高，病死率也高。据报道，在 45 岁以上人群，男性心力衰竭的发病率为 7.2 例/1000 例；女性心力衰竭的发病率为 4.7 例/1000 例。在我国，引起心力衰竭的病因主要为冠心病、高血压和瓣膜病。近年来该病的发病率呈上升趋势。

　　心力衰竭是指在足够的静脉血回流情况下，由于心排血量绝对或相对不足，不能满足机体代谢需要而引起的以循环功能障碍为主的综合征。其临床表现多种多样。早期仅在劳累时出现呼吸困难，如劳动、上楼梯时发生气短，以后会出现夜间呼吸困难，病人常在夜间睡眠时突然憋醒，感到室内空气不足，要立即起身坐起，严重时会出现上气不接下气的端坐呼吸。有时病人没有感冒却发生咳嗽、咳痰，甚至咳粉红色泡沫痰，其他常见的症状有双下肢水肿、夜尿增多、食欲减退、双腿疲乏无力、困倦、失眠。感染、心律失常、过度体力劳累或情绪激动、钠盐摄入过多、输液过快等常可诱发心力衰竭的发生。

　　检查方法有心脏 X 射线、超声心动图、放射性核素检查、心肺吸氧运动试验、心脏指数及肺小动脉压，运动试验为常用检查方法。

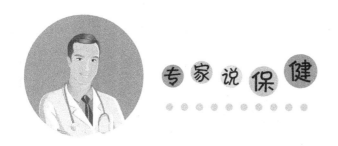

· · · · · ▶ 注意休息，根据心功能的情况，动静结合，避免剧烈的运动。

· · · · · ▶ 情绪要稳定，避免过度紧张、激动。对待疾病要抱有"既来之，则安之"的心态。

· · · · · ▶ 合理膳食。要控制钠盐的摄入，食物应以易消化的饮食为主，晚餐量宜少，避免饱餐，使体重控制在正常或略低于正常的水平。多吃水果、新鲜蔬菜，如山楂、草莓、香蕉、橘子、菠菜等。适当补充钾盐和维生素，注意血钾、钙、镁的平衡，以增强机体的抗病能力，预防感染。据统计，感染居诱发心力衰竭因素中的第一位，其中呼吸道感染最多。

· · · · · ▶ 戒烟限酒。

· · · · · ▶ 及时就医。由于心力衰竭是心脏病的综合征，其病因、诱因各不相同，因此得了心力衰竭后必须及时到医院治疗，在医生指导下合理应用利尿剂、血管紧张素转换酶抑制剂、β受体阻滞剂等药物。心力衰竭症状控制、病情稳定后，仍应定期到医院随访，遵循原则使用药物，千万不要随心所欲地加药、停药，那样会引起心力衰竭复发。

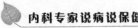

心 律 失 常

王陆建　教授

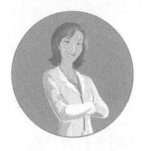 专家说病

　　心律失常，是指正常心房和心室的电活动顺序发生改变，包括心脏电活动的频率、节律、起源部位和传导等多方面。

　　心律失常种类繁多，根据发生机理分为冲动形成异常和传导异常；根据心跳又分为快速心律失常和缓慢心律失常。不同的类型可引起不同的症状。心脏的全面检查，可确定有无器质性心脏病。如果心律失常伴有器质性心脏病，应引起高度重视。心电图是确诊心律失常最简便有效的工具，大多数可明确诊断。动态普通心电图可连续记录24小时，有更多的机会发现心律失常，弥补普通心电图的不足。运动试验可提高心律失常的检出率。电生理检查可通过多部位心内、心电图记录，可明确心律失常发生机理及部位，指导药物或介入治疗。

　　正常成年人从窦房结发出每分钟60～100次的激动，经心脏传导系统传到心房、心室，引起心脏有规律的跳动，维持正常生命活动。在正常人体检中，常遇到的心律失常有：窦性心动过缓（心率小于60次/分钟）、窦性心动过速（心率大于100次/分钟）、房性早搏、室性早搏、右束支传导阻滞、左束支传导阻滞、心房颤动、房室传导阻滞等。发现以上情况不要紧张，因为大多数心律失常为生理性，可进一步在医生指导下，做心电图、动态心电图、超声心动图、活动平板、心肌酶学检查、心脏电生理检查、心脏X射线检查，以明确有无器质性心脏疾患。

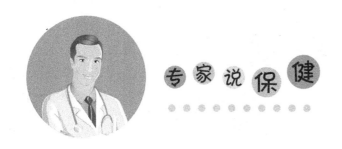

虽然，一些在心脏器质性疾病的基础上发生的恶性心律失常，可引起心源性猝死，但绝大多数心律失常属功能性的，对人体并无大的危害。此外，近年来发现一些抗心律失常药物有一定的毒副作用，可导致心力衰竭及心律失常恶化。因此，心律失常的治疗与否要经过心血管专科医师的检查，对病情详细了解，全面分析，权衡利弊，做出正确的判断。对一些病人出现心律失常相关的严重症状，及检查中有致命心律失常，如室性心动过速、室颤等，可在医生指导下使用抗心律失常药物，如利多卡因、美西律（慢心律片）、普罗帕酮（心律平）、胺碘酮、索他洛尔及一些中药制剂。

心脏起搏是治疗缓慢心律失常的最有效措施。由于电子技术发展，起搏器功能不断完善，现已发展到房室顺序起搏及有频率自适应功能及自动除颤起搏，不仅能挽救病人生命，也能改善生活质量，提高工作能力。

对一些快速心律失常，如室上性心动过速、房扑、房颤等危及生命的病变，除药物治疗外，目前发展起来的介入治疗、射频消融治疗，已可使一些心律失常得到根治。

高 血 压

王陆建　教授

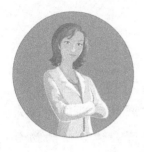

专家说病

高血压是指收缩期和（或）舒张期动脉血压高于正常。我国采用世界卫生组织的血压制定标准：正常成人血压收缩压小于 140mmHg，舒张压小于 90mmHg，如收缩压 ≥140mmHg 和（或）舒张压 ≥90mmHg，即诊断为高血压。

高血压分为原发和继发两种。前者是指目前病因不明的一类高血压，约占 90%，流行病学调查发现与以下因素有关：①遗传因素，父母双方都有高血压，其子女高血压患病率高；②体重因素，超重、肥胖者高血压发病率高，是一个独立的危险因素；③营养因素，食盐摄入量多、钾摄入量过少者血压增高。

继发性高血压是指一些已知的疾病导致血压升高，常见的原因：①肾脏疾病引起的血压升高，如急慢肾实质性疾病、肾血管性疾病；②内分泌疾病，如嗜铬细胞瘤、原发性醛固酮增多症；③妊娠高血压；④主动脉缩窄，临床表现为上肢血压升高，下肢血压明显低于上肢。

目前我国高血压患病人数约 2 亿。高血压除本身会发展至高血压危象，对病人生命造成直接威胁之外，更主要的是引起心、脑、肾器官损害，如脑卒中、冠心病、心力衰竭和肾脏疾病。

如果发现患了高血压，应做血常规、尿常规、血糖、血脂、肌酐、尿酸、电解质检查。并做超声、心电图、眼底检查，以确定高血压病变程度及病因。定期请心血管专科医师检查。

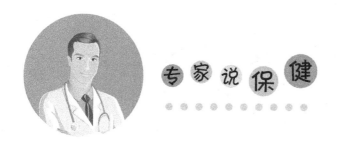

原发性高血压病因尚不完全清楚，但多数学者认为是遗传因素与环境因素长期相互作用的结果。目前推荐超重、肥胖者应降低体重，适量运动，但中度高血压者，应避免竞争性体育项目；适当的体育活动及平衡的心情状态，注意休息和充足的睡眠，减少精神压力，保持乐观情绪。

膳食应低盐（人均日摄入量小于 6 克）、限酒、戒烟，食物多样，以谷类为主；多吃蔬菜、水果和薯类；常吃奶类、豆类或其他制品；多吃鱼、蛋、瘦肉，少吃肥肉和荤油，保持适宜体重；吃清淡少盐食物。

高血压可引起心脏、脑、肾等脏器的损害，因此治疗不仅需降低血压，更要预防和逆转靶器官的损害，以预防并发症的发生，降低死亡率。

目前抗高血压药物分 5 类：利尿剂、β 受体阻滞剂、钙拮抗剂、血管紧张素转化酶抑制剂与血管紧张素 II 受体拮抗剂。提倡高血压病人终身服药，药物选择、增减，应在医生指导下进行。

冠 心 病

秦 纲 副主任医师 李茹香 教授

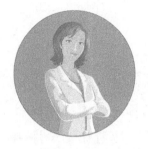

专家说病

　　冠心病也称作冠状动脉性心脏病或缺血性心脏病，是严重危害人类健康的"杀手"之一。美国每年因心血管疾病死亡的将近 100 万人中，冠心病占一半。40 岁以上的中老年人，49 岁以后发病率明显增高，但近年发病年龄有下降趋势。近年来，随着我国社会主义市场经济的发展，大都市冠心病发病率明显上升，所以预防和有效治疗冠心病刻不容缓。

　　冠心病是指冠状动脉粥样硬化使血管腔狭窄或闭塞，和（或）冠状动脉功能性改变（痉挛）导致心肌缺血缺氧或坏死而引起的心脏病。目前临床上将冠心病分为两大类：急性冠脉综合征（包括心肌梗死和不稳定型心绞痛）和慢性冠脉病。冠心病临床表现不一，可以表现为胸部憋痛、心慌等，也可没有任何症状，经体检检出。心绞痛和心肌梗死是冠心病的常见类型，劳累、情绪激动、饱食、受寒、急性循环衰竭等为常见诱因。本病是多病因疾病，是多种因素作用于不同环节的结果。这些因素称危险因素，主要有：①脂代谢紊乱，如高胆固醇血症、高甘油三酯血症、高密度脂蛋白水平偏低等；②高血压；③糖尿病；④吸烟以及年龄、性别、家族史等。

　　冠状动脉造影检查为诊断冠心病的"金标准"，其他检查有心电图、平板实验、心脏同位素扫描（ECT）等。

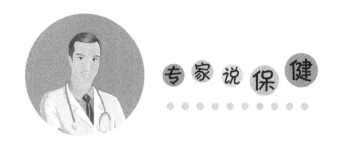

生活要有规律，注意劳逸结合，保证充足的睡眠，保持大便通畅，避免过度紧张和情绪波动。

戒烟，不论吸烟时间长短，一定要下决心戒烟；不饮烈性酒。

低盐、低脂饮食。每日食盐量不超过 5 克。尽量少吃动物脂肪和高胆固醇食物，如肥肉、蛋黄、动物内脏、鱼籽等。提倡多吃瘦肉、鱼、豆制品、蔬菜、粗纤维粮食和水果。

适当进行体育锻炼，如每天散步半小时，做广播操，打太极拳或练习气功等。

控制体重。体重指数（BMI）应控制在 20～24 千克/平方米。

降压。如有高血压，要在医生指导下坚持服用降压药，血压控制在 140/90mmHg 以下。

降糖。如合并糖尿病，要强化降糖治疗，以减少高血糖对血管损害。

身边应常备硝酸甘油等缓解心绞痛的药物；持续疼痛或服药后不能缓解，应立即去就近医院诊治。

若已经诊断为冠心病，应积极求助于心血管科医生，进行冠心病的二级预防。

心 绞 痛

王陆建 教授

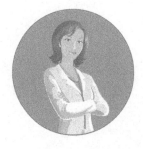

专家说病

心绞痛，是由于心脏暂时性缺血、缺氧引起的临床综合征。缺血、缺氧可引起心肌内代谢产物积聚，刺激心脏内感觉纤维，经胸交感神经节传至大脑皮质引起疼痛。90％心绞痛是由于冠状动脉粥样硬化所致，其他原因有主动脉瓣狭窄或关闭不全、冠状动脉炎及冠状动脉痉挛等。

临床上将心绞痛分为稳定型心绞痛和不稳定型心绞痛两大类。稳定型心绞痛又称稳定型劳力性心绞痛，其产生多由心肌需氧增加引起，斑块相对稳定。不稳定型心绞痛多因供氧减少引起，斑块不稳定，脂核较大，易形成血栓或冠脉痉挛。

典型心绞痛发作有以下特点：

（1）发作常有诱因：①如体力活动、劳累；②情绪激动引起交感神经兴奋，冠状动脉收缩；③饱餐可使体内血液再分布，使冠状动脉内血流下降；④寒冷、烟酒刺激，使冠状动脉血管痉挛。

（2）疼痛部位以胸骨后多见。表现为闷胀、紧束、憋气、窒息感，并可向肩、上肢、背、腹部放射。

（3）典型疼痛为紧缩或压迫感觉，常伴有焦虑或濒死的恐惧感。

（4）心绞痛的发作是阵发性发作，每次持续3～5分钟，很少超过15分钟。休息或含药后可缓解。

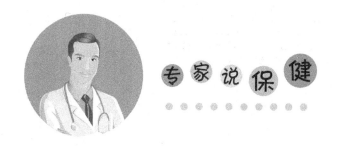

心绞痛的治疗原则，是改善冠状动脉供血，减轻心肌氧耗，促进心肌侧支循环建立，消除危险因素。在急性发作期，应立即停止活动，消除引起心绞痛的诱因，并及时给予硝酸甘油片 0.3～0.6 毫克，舌下含化，1～2 分钟开始起效。也可口服硝酸异山梨酯片（消心痛），每次 10～20 毫克，舌下含化，2～3 分钟开始起效。无效者可静脉使用硝酸甘油或消心痛，但应在医生指导下使用。

缓解期，应尽量避免各种引起心绞痛的诱因，调节饮食，避免饱餐，戒烟、限酒，减轻精神负担，可以酌情选用硝酸酯类制剂，如硝酸甘油、消心痛。也可选用钙离子拮抗剂，如心痛定、地尔硫卓、维拉帕米（异搏定）等。对伴有劳累型心绞痛、高血压及心率较快者，可选用 β 受体阻滞剂，如美托洛尔（倍他乐克）、氨酰心安等。

为预防血小板聚集，可加用阿司匹林。对一些内科药物疗效不好的病人可做冠状动脉造影，明确病变程度，选用介入性治疗，如经皮冠状动脉成形术或于冠脉内置内支架。

中药复方丹参滴丸、速效救心丸，对缓解疼痛也有一定疗效。

心肌梗死

王陆建　教授

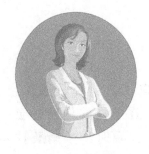

专家说病

　　心肌梗死是指供应心脏的冠状动脉血急剧减少或中断，使相应的心肌严重持久缺血，导致坏死。常见的病因：①管腔内血栓形成、粥样斑块破溃发生出血、血栓或血管持续痉挛，使冠脉完全闭塞；②休克、脱水、出血、外科手术或严重心律失常，致心排血量骤降；③重体力活动，情绪过分激动或血压急剧升高，心肌需氧、需血量增加。

　　多数病人在梗死前数日有乏力、胸部不适，活动时心悸、气急、烦躁、心绞痛等先兆症状，疼痛是最先出现的症状，多发生于清晨、饱餐、用力大便以及情绪激动时，疼痛部位和性质与心绞痛相似，但程度更重，持续时间更长，可达数十分钟，休息、含硝酸甘油不能缓解。病人常烦躁不安、出汗、恐惧或有濒死感。少数病人疼痛位于上腹部，应与胃穿孔、急性胰腺炎鉴别。少数病人可无明显疼痛，一开始表现为休克、急性心力衰竭或严重心律失常。

　　急性发作时心率多增快，血压降低，心电图有特征性改变。起病后白细胞数增加，血沉增快，特别是血清心肌酶含量增高，在临床上较有诊断价值的是肌钙蛋白、肌酸磷酸激酶的同工酶。放射性核素和超声心动图对判定存活心肌及室壁运动障碍、室壁瘤的形成有一定价值。

　　根据典型临床表现、特征性心电图改变及血清酶学检查可做出明显诊断，但应与其他疾病相鉴别。

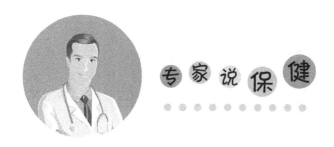

专家说保健

疑似急性心肌梗死，应及时住院卧床休息，保持环境安静，减少探视，防止不良刺激，进食不宜过饱，食物以低盐低脂、易消化为宜。

进行心电图、血压、吸氧、呼吸监测，解除疼痛可选用硝酸甘油、消心痛，重者可用可待因、罂粟碱或者用哌替啶（杜冷丁）、吗啡。中药速效救心丸、复方丹参滴丸也可酌情使用。

起病 12 小时内可用尿激酶、链激酶、重组组织纤维蛋白溶酶原激活剂溶解冠脉内的血栓，使闭塞的冠脉再通，缩小梗死范围，是一种积极的治疗措施。

有条件的医院对急症可进行冠状动脉造影，行经皮冠状动脉腔内成形术或支架放置能起到更好的疗效。

急性期心力衰竭、休克、心律失常是导致病人死亡的主要原因，应严密监护，积极对症处理。

本病的预后和梗死范围大小、侧支循环情况与治疗是否及时有关，应普及有关心肌梗死知识，及时就医治疗。

对病变较重的，如主干病变、多支病变，不宜做介入治疗者，可行冠状动脉搭桥手术。

二尖瓣狭窄

高　云　副主任医师　李茹香　教授

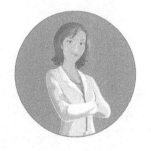

专家说病

二尖瓣口是左心房、左心室之间的闸门，心脏舒张时二尖瓣开放，使左心房的血液迅速流入左心室，心脏收缩时，二尖瓣关闭，使左心室血液只能向主动脉流动，不能向左心房反流。正常二尖瓣口面积为4～6平方厘米。如果瓣口面积减小，影响血流通过，即为二尖瓣狭窄。引起二尖瓣狭窄的主要原因是风湿性心脏病。在风湿性炎症过程中引起瓣膜增厚、僵硬、粘连和纤维钙化。此外老年人瓣环钙化也可影响二尖瓣正常的启闭。

本病2/3的病人为女性，多有反复发作扁桃体炎或咽峡炎史。二尖瓣轻度狭窄可无症状，中度狭窄临床可表现为呼吸困难、咯血、咳嗽、声音嘶哑。其中呼吸困难为最常见的早期症状。该病最初表现为活动后、发热时或贫血、妊娠等情况下的呼吸困难，随着狭窄的加重，可出现静息时呼吸困难、端坐呼吸和夜间发作性呼吸困难。其他表现有易疲倦乏力、心悸、胸憋、下肢水肿、双颊部发红、口唇青紫等。有经验的医生通过心脏听诊即可作出诊断。目前超声心动图是诊断二尖瓣狭窄的可靠方法，其他检查方法有胸部X射线检查以及心电图、心导管检查。

二尖瓣狭窄预后取决于狭窄程度及心脏增大程度。死亡原因为心力衰竭、血栓栓塞和感染性心内膜炎。呼吸道感染诱发病情加重。

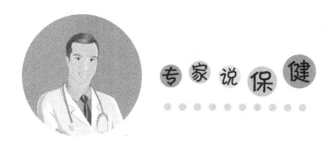

专家说保健

- 预防感冒，患扁桃体炎后要积极治疗。

- 要注意保暖、防寒和防湿。生活有规律，注意劳逸结合；避免过度劳累；保持睡眠充足，饮食宜清淡和富含维生素；心功能良好者还应参加一些体育锻炼。

- 拔牙、外科手术前使用抗生素，以减少心脏瓣膜感染危险。

- 预防风湿热复发。有游走性多关节炎、发热等症状者应尽早去医院就诊，一旦确诊为风湿活动者应长期甚至终身应用青霉素。

- 已患二尖瓣狭窄尚无症状者避免剧烈体力活动，定期（6～12个月）复查。

- 限制钠盐摄入，如有呼吸困难或咳嗽等症状应减少体力活动，在医生指导下用药。

- 一旦出现大量咯血、心悸、心律不齐、重度呼吸困难等急诊应入院治疗。

- 治疗本病的有效方法是介入和手术治疗。可以在狭窄瓣膜口处行球囊扩通，严重狭窄者行瓣膜置换术。

- 二尖瓣狭窄的孕妇应在妊娠早期行介入或手术治疗，以免妊娠后期循环血容量增多时加重心脏负担。

主动脉瓣关闭不全

高 云 副主任医师 李茹香 教授

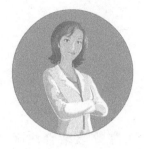

专家说病

主动脉瓣有三个叶，为左心室和主动脉之间的门扇。当心脏收缩时，主动脉瓣开放，血液射入主动脉，心脏舒张时，主动脉瓣关闭，防止主动脉内血液反流。由于主动脉瓣或主动脉根部疾病使瓣膜不能合拢，导致舒张期主动脉内血液返流入左心室，即为主动脉瓣关闭不全。

本病男性多于女性。主动脉瓣关闭不全可以单独存在也可合并二尖瓣损害。约2/3的主动脉关闭不全为风湿性心脏病所致。由于瓣叶纤维化、增厚和缩短，影响舒张期瓣叶边缘对合。近年来老年性主动脉瓣、瓣环钙化所致的主动脉瓣关闭不全有增多的趋势，另外梅毒性主动脉炎引起的主动脉根部、瓣环扩张中有30％发生主动脉瓣关闭不全。轻度关闭不全可以多年无症状。最早症状有心慌、特别是向左侧卧位时更为明显。此外全身各部位大动脉可有强烈搏动感，尤其是颈部或头部动脉。活动后可出现头晕、耳鸣现象。随病情进展晚期出现劳力性呼吸困难、端坐呼吸和夜间发作性呼吸困难，心前区有钝痛或心绞痛、晕厥等。有经验的医生通过心脏听诊即可作出诊断。目前超声心动图是诊断主动脉瓣关闭不全的可靠方法。其他检查方法有胸部X射线检查以及心电图、心导管检查。

主动脉瓣关闭不全预后与其发生急缓及关闭不全程度有关。心绞痛反复发作提示预后不良。若症状出现，病情则迅速恶化。

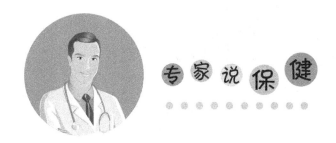

预防感冒。居室保持通风，阳光充足；生活有规律；注意劳逸结合；避免过度劳累；保持睡眠充足；避免在潮湿环境中生活；心功能良好者还应参加一些体育锻炼。

预防感染。注意保暖，尽量避免上呼吸道感染；防治感染性心内膜炎，如有关节肿痛应积极治疗，预防风湿热复发。

饮食保健。心功能良好又无风湿活动者，饮食与正常人相同，保证足够热量与营养；心功能较差者，饮食应清淡、低盐，以含高蛋白、高维生素及纤维素食物为主，如瘦牛肉、羊肉、鲤鱼、大黄鱼、黄豆、蚕豆、香菇等；多吃新鲜蔬菜和瓜果，如茄子、西瓜、桃、杏等；尽量不吸烟、少饮酒，少饮咖啡与浓茶。

心理保健。避免情绪激动和不良精神刺激，加强自我控制能力，使身心处于最佳康复状态，保持心理平衡。

无症状的轻或中度反流者，应限制体力活动，每1～2年随访一次；无症状重度反流或有症状者应在医生指导下进行内科治疗或外科手术治疗。内科常用药物有血管紧张素转化酶抑制剂、血管扩张剂、利尿剂、强心剂等。外科手术一般采用人工瓣膜置换术。

感染性心内膜炎

李茹香　教授

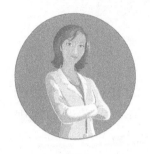

专家说病

感染性心内膜炎是细菌等微生物直接感染了心脏内膜而产生的，可以伴有赘生物形成，大多数发生于原有心脏瓣膜病、先天性心脏血管畸形者。近年发现在心导管术、老年瓣膜退行性改变基础上发病有增多的趋势，原无心脏病者发病也增多。

该病按病程分为急性和亚急性两种，急性心内膜炎为身体其他部分或全身感染侵入心内膜所致，病情急、重，如不积极治疗多在数周内死亡。亚急性心内膜炎较多见，细菌来源可见于心脏、口腔手术，扁桃体摘除，血液透析，泌尿系统感染及吸毒。该病起病缓慢，有发热、乏力、贫血、心脏杂音、血尿、脾大、皮下淤点等。如果心内膜上赘生物脱落，可以引起脑、肺、冠状动脉、肾脏、脾脏栓塞，出现咳嗽、气喘、咯血、胸痛、尿血等多种症状。

确诊此病需要做以下检查：①血常规、尿常规等；②血培养，如培养出细菌，有决定性诊断价值；③超声心动图，如果能发现瓣膜上的赘生物，则对感染性心内膜炎有极大的帮助；④心电图、胸部X射线拍片均有相应的变化。

感染性心内膜炎是严重疾病，死亡原因为心力衰竭、肾衰竭、栓塞、细菌性动脉瘤破裂和严重感染。由于抗生素的广泛应用和新型抗生素不断问世使治愈率有所提高，但仍有部分病人因并发症死亡或治愈后数月、数年复发。故早期诊断、彻底治疗是十分重要的。

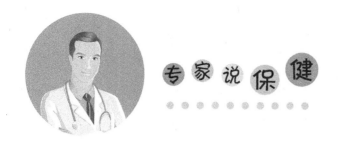

预防感冒。合理营养，如进食富于营养的饮食；适当体育锻炼，增强机体抗病能力。

个人卫生也非常重要，须注意口腔卫生，养成每天早晚刷牙的习惯，勤洗澡，勤换衣，有局部感染病灶者，应及时到医院治疗。

有风心病、先天性心脏病及行手术治疗者，应定期到心内科进行体格检查，如出现持续性发热和进行性贫血应及时到医院检查，争取早期诊断，及时治疗。

有以下易患因素者，如有出血性外伤或因其他疾病手术者，术前应在医生指导下预防性应用抗生素。口腔、上呼吸道手术或操作，应用青霉素、克林霉素等药，泌尿、生殖或消化道手术或操作，应用氨苄西林、庆大霉素等药。

治疗前应连续做3～5次血培养，检出感染的细菌及其对不同药物的敏感性后，再决定使用何种抗生素及剂量。

治疗时要选用强效足量抗生素，治疗时间必须足够，一般疗程为4～6周，才能完全消灭藏于赘生物内的致病菌。

若出现严重心内并发症，抗生素治疗无效，做超声心动图检查发现有巨大赘生物，应考虑手术治疗。

治愈后，应定期到医院检查，以预防复发和再发。

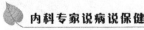

扩张型心肌病

王陆建　教授

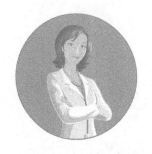

专家说病

　　心肌疾病是指除心脏瓣膜病、冠心病、高血压心脏病、肺源性心脏病、先天性心血管病等以外的以心肌病变为主要表现的一组疾病。心肌病临床分 4 类：扩张型心肌病、肥厚型心肌病、限制型心肌病和致心律失常型右心室心肌病。

　　心肌病占心血管疾病的 0.6％～4.3％，近年心肌病有增加趋势。扩张型心肌病的主要特征是一侧或双侧心腔扩大，常伴有心功能不全、心律失常。本病的病因尚不完全清楚，近年认为病毒感染是重要的原因。此外，围生期、酒精中毒、抗肿瘤药、代谢异常、家族遗传也可引起本病。

　　本病起病缓慢，可发生气急、呼吸急促、水肿、肝大、心律失常，部分病人可发生栓塞或猝死。本病缺乏特异性诊断指标，临床上发现心脏增大、心律失常和心力衰竭，如超声心动图证实有心脏扩大与心脏弥漫性搏动减弱而且能排除其他各种病因明确的心脏疾病就可确立诊断。

　　扩张型心肌病应与以下疾病鉴别：

　　（1）风湿性心脏病。多有二尖瓣或主动脉瓣区的杂音，而且多有风湿热，如关节游走性疼痛、反复上呼吸道感染的病史，超声心动图有瓣膜的病理改变，可以鉴别。

　　（2）冠心病。心肌因长期慢性缺血，可引起心肌纤维化，心脏各腔室可以扩大，与扩张型心肌病不易鉴别，但冠心病多有典型的心绞痛症状，心肌核素检查及冠状动脉造影可明确诊断。

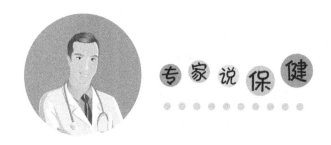

专家说保健

消除诱发因素，控制体力活动，避免精神刺激，长期卧床易发生静脉血栓，引起肌肉萎缩，因此，恢复期的病人应根据心功能状态进行适量运动。

控制钠盐摄入，每日摄入量应低于 6 克。

利尿剂通过排钠、排水可缓解淤血症状，减轻水肿。例如，临床常用的有氢氯噻嗪、呋塞米（速尿）、螺内酯（安体舒通）、氢苯喋啶等，但应注意排钾利尿剂易引起低钾、心律失常，保钾利尿剂可致高血钾，因此，应在医生指导下用药。

强心类药物，临床常用的有地高辛、西地兰，可以增强心肌的收缩力，提高心排血量，改善临床症状，但过量可引起心血管、神经系统及消化系统的中毒症状，加重心衰，因此，应在医生指导下用药。

血管紧张素转换酶抑制剂可以改善心室及血管的重构，延长病人寿命，降低远期死亡率。

β受体阻滞剂，可以对抗心衰时交感神经的过度代偿，降低心率和心肌耗氧量，长期小剂量使用可提高运动耐量，降低死亡率，但该药有明显的负性肌力作用，因此，应在医生指导下用药。

对晚期心肌病病人，药物治疗不能控制者，可做心脏移植手术。

心 肌 炎

王陆建　教授

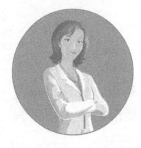

专家说病

　　心肌炎，是指心肌细胞及其组织间隙局限性或弥漫性炎症。可原发于心脏，也可是全身疾病同时或先后累及心肌所致。根据病程可分为急性、亚急性、慢性三类。常见的病因有感染、过敏及理化因素。本病的病变轻重变异很大，轻者可无症状，重者可引起心衰、心律失常。本病有如下特点：

　　（1）发病以儿童、青少年多见，男性多于女性。

　　（2）半数病人病前1～3周有上呼吸道或消化道感染史。

　　（3）有心悸、气促、心前区不适、隐痛等，临床症状缺乏特异性。

　　（4）体检多发现心率快、心动过缓、心律失常，如早搏、传导阻滞。

　　（5）首发急性心力衰竭，可发生急性肺水肿。

　　（6）暴发型，可表现为心源性休克。

　　（7）体征表现为心率增加，与体温不成比例。重者可有低血压、肺水肿、尿少、四肢厥冷、意识障碍等。

　　疑诊心肌炎，可做心电图、X射线检查、超声心动图、放射性核素及血清酶检查，血常规及血沉检查。如疑诊病毒性心肌炎，可做相关的病毒中和抗体、血液抑制试验等检查，帮助确诊。

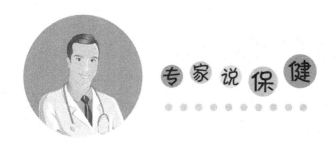

首先应争取确定病因，进行病因治疗。目前临床多数为病毒引起，虽无特效治疗，但多数病人经过休息、对症处理，能自行痊愈。

一经确诊应立即卧床休息，以减轻心脏负担，防止心脏扩大、心力衰竭、心律失常。

在医生指导下使用药物治疗，可酌情使用改善心肌细胞营养与代谢的药物，如维生素 C、维生素 B、维生素 B_{12}、辅酶 A、肌酐、辅酶 Q10、1,6 -二磷酸果糖、含镁消化液及肾上腺皮质激素。抗生素可防止继发细菌感染，可选用广谱抗生素。抗病毒药物疗效均不理想，可试用利巴韦林（病毒唑）、板蓝根、连翘、大青叶等中药。治疗应及早处理心律失常、心力衰竭等并发症。

心肌炎临床以病毒性较多见，但在诊断中甲状腺功能亢进、β受体功能亢进及影响心肌的其他疾患应除外，如风湿性心肌炎、中毒性心肌炎等，也应注意急性病毒性心肌炎，临床表现多样，缺乏特异性。但经适当休息、合理治疗，大多数人可完全恢复，不留后遗症。部分病人可转为慢性，心脏逐渐扩大、心功能减退、心率失常，少数可发展为心肌病。因此对心肌炎病人应加强随访。

急性心包炎

李茹香 教授

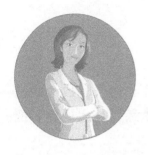

专家说病

　　心包是包围在心脏外面的两层薄膜，它的脏层紧贴心肌和大血管，而其壁层和胸骨、膈及大血管牢固地粘连着，这两层膜之间有少量液体，起着润滑作用，在体位改变时心包对心脏移动起限制作用，不致使心脏摆动或偏移。

　　心包炎分为急性和慢性。急性心包炎为心包脏层和壁层的急性炎症，可由细菌（特别是结核菌）、病毒、自身免疫、物理、化学等因素引起，它常是某些疾病表现的一部分。主要为炎症所引起的纤维蛋白和液体的渗出。临床症状随心包积液的多少而异，主要有心前区持续尖锐的疼痛，深吸气、咳嗽、转动体位时疼痛加重；常有干咳，随着心包积液量增多，出现呼吸困难、被迫坐起，呼吸困难减轻。多数发生胸痛前或伴随胸痛有发热、多汗、食欲缺乏、周身不适等症状；心前区可听到心包摩擦音；大量心包积液时可有声音嘶哑、吞咽困难，可见颈静脉怒张、肝大、双下肢水肿；快速大量心包积液形成时可引起急性心脏压塞，出现心动过速、血压下降、休克等。目前超声心动图检查是诊断心包炎、心包积液的常用可靠方法。此外还有胸部X射线片、心电图检查。

　　该病预后取决于病因、是否早期诊断正确治疗有关。结核性心包炎如不积极治疗可演变为慢性缩窄性心包炎。恶性肿瘤并发心包积液者预后不佳。

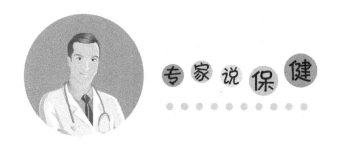

- 积极治疗原发病，如结核病、风湿热、败血症等，以防止本病发生。

- 加强体育锻炼，提高机体抵抗力。

- 慎起居、节饮食，调理情绪，以防止外邪侵袭和病邪的滋生。

- 如有胸痛、发热尽早去医院就诊。

- 积极寻找病因，尤其是感染引起者应尽早确定致病菌种类，给予相应治疗。

- 治疗胸痛可选用镇痛药对症治疗。

- 大量心包积液使病人发生呼吸困难、休克时，要行心包穿刺放液，解除心脏压迫症状。

- 化脓性心包炎，除根据致病菌应用足量抗生素外，还应反复心包穿刺抽脓和心包腔内注入抗生素，必要时应考虑心包切开引流，如发现心包增厚，则可作广泛心包切除。

- 如果是结核性心包炎，应积极抗结核治疗，防止演变为缩窄性心包炎。

- 急性非特异性心包炎和心脏损伤后综合征病人在初次发作后，可有心包炎反复发作，复发后与急性心包炎相似，需要定期复查。可用非甾体类抗炎药治疗。

梅毒性心脏病

陈秀琳　教授

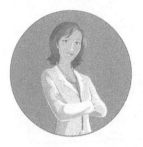

专家说病

梅毒又称"杨梅大疮"，是常见的性病之一。梅毒性心脏病属晚期梅毒，绝大多数为性接触传染。

梅毒是由梅毒螺旋体侵入人体后引起的感染。一期（早期）梅毒，为硬下疳，多数为一个无症状的红斑或丘疹，后为隆起的硬结，很快形成一个圆形的浅溃疡或糜烂面，直径约1厘米，硬度像鼻头样，90％发生在外生殖器，传染性很强，不经治疗3～8周可自然消退，但梅毒螺旋体已侵入体内而出现二期梅毒，可有低热、头痛、乏力、纳差，肌肉、关节、骨骼肌酸痛、皮疹等。三期（晚期）梅毒，常在感染后2年发生，易侵犯心血管系统，有单纯性主动脉炎，主动脉瓣关闭不全，主动脉瘤，冠状动脉口狭窄，梅毒性心脏树胶肿。少数也可侵犯神经系统，发生梅毒性脑膜炎、脊髓痨等。

单纯性梅毒性主动脉炎多发生于升主动脉，一般无症状。梅毒性主动脉关闭不全，早期无症状，严重时有心慌、气急、心绞痛发作。晚期可出现心力衰竭。梅毒性主动脉瘤50％发生在升主动脉，根据发生的部位、大小对邻近脏器发生压迫症状，如瘤破裂，可发生大出血而猝死。冠状动脉口狭窄可引起心绞痛，但很少发生心肌梗死。

检查方法有询问旅游史、性病史，非特异性及特异性梅毒血清试验，以及心电图、超声心动图、胸部X射线片等。

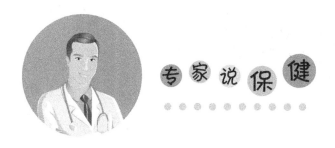

····　社会预防：加强社会主义精神文明建设和法制建设，净化社会风气，铲除滋生性病的土壤。坚决取缔卖淫嫖娼、吸毒贩毒和淫秽书刊出版物，加强健康教育，使人们对性行为有正确的认识，既不做性病的受害者，也不做性病的传播者。

····　个人预防：洁身自爱，不搞非婚性行为；采取安全性行为；正确使用质量可靠的避孕套；平时注意个人卫生，包皮过长者可做包皮环切，预防感染。不吸毒，不与他人共用注射器、针头；有溃疡、红斑等可疑症状时及时到正规医院就医，做到早发现、早治疗、早治愈，不留后患；配偶得性病应及时到医院检查，治疗期间最好不过性生活，需要时使用避孕套；一般日常生活不会传染性病，但应做好家庭内部的清洁卫生，防止对衣物等生活用品的污染，如勤晒洗被褥，病人内衣裤不要和小孩的混在一起洗等；外出旅行一定要注意个人卫生；如果考虑结婚、怀孕问题，最好等完全治愈后，身体恢复一段时间较为理想。

····　早期诊断：可疑病人应及时到医院检查确诊，并予以早期彻底治疗。

····　驱梅治疗：必须在医生指导下，正规使用青霉素治疗。

血脂异常

王陆建　教授

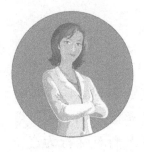

专家说病

　　血脂的主要成分为胆固醇、甘油三酯、磷脂及游离脂肪酸。这些成分在血液中与蛋白质结合成脂蛋白。血脂异常分继发性和原发性两类，前者是指由某种明确的原因或疾患，如甲状腺机能过低、糖尿病、慢性肾炎、肾病综合征及药物，如避孕药、甲状腺素、类固醇激素等。原发性血脂异常，是指由于遗传因素、饮食习惯、生活方式引起脂质代谢异常。

　　血脂异常是动脉粥样硬化、冠心病的主要危险因素，也是脑血管病的主要危险因素。因此，以下情况应及时做血脂检查，以及早发现、及时处理：

　　（1）已有冠心病、脑血管病或周围动脉硬化者；

　　（2）有高血压、糖尿病、肥胖及吸烟者；

　　（3）有冠心病家庭史，尤其是直系亲属中有早发病者；

　　（4）有黄色瘤或黄疣者；

　　（5）有家族性高脂血症者；

　　（6）40岁以上男性；

　　（7）绝经后女性等。

　　血脂异常主要是指血清总胆固醇（TC）或血清低密度脂蛋白胆固醇（LDL-C）水平过高，血清甘油三酯（TG）水平过高，血清高密度脂蛋白胆固醇（HDL-C）水平过低。根据化验结果临床分为高胆固醇血症、高甘油三酯血症和混合型高脂血症（TC、TG均高）。

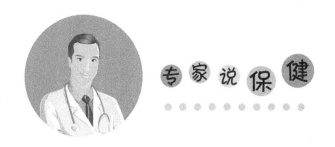

血脂异常，除少数有家族遗传因素外，多数与不合理的膳食、缺少体力活动、吸烟等因素有直接关系。改变以上不良因素可在相当程度上纠正异常的血脂。非药物治疗主要包括膳食治疗、控制体重和戒烟。限制含脂肪、饱和脂肪及胆固醇含量高的食物，如动物脂肪、肥肉、蛋黄、动物内脏，少吃油煎、油炸食品和奶油糕点。

增加体力活动，控制、减轻体重，对纠正血脂异常有直接作用。可进行散步、蹬车运动、游泳等。

原发性血脂异常，病因复杂，治疗困难，可通过调整饮食习惯和生活方式而获得改善，有些需药物治疗。常用的调脂药物有：他汀类、贝特类、烟酸类、肠道胆固醇吸收抑制剂等。

应当注意，调脂药物应在医生指导下服用，同时服药 1～3 个月后，复查血脂、肝、肾功能，并注意药物的副作用。

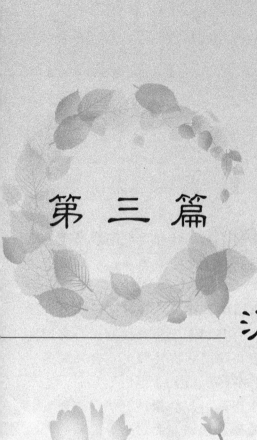

第 三 篇

消化系统疾病

肝 硬 化

霍丽娟　教授　耿倩雯

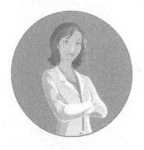

专家说病

　　肝硬化是一种以肝组织弥漫性纤维化、假小叶和再生结节形成为特征的慢性肝病，以肝功能损害和门静脉高压为主要表现，晚期常出现消化道出血、肝性脑病、继发感染等严重并发症。

　　引起肝硬化的病因很多，国外以酒精中毒多见。在我国以病毒性肝炎所致的肝硬化为主，尤其是乙型、丙型和丁型病毒性肝炎，它们通常经过慢性肝炎阶段演变而来，甲型和戊型病毒性肝炎不会发展为肝硬化；长期大量饮酒（每日摄入乙醇 80 克，达 10 年以上）时，乙醇及其中间代谢产物（乙醛）的毒性作用，引起酒精性肝病，继而发展为肝硬化；此外，胆汁淤积、循环障碍、代谢障碍、营养障碍、工业毒物与药物、免疫紊乱等均可引起肝硬化。发病原因一时难以确定时，称为隐源性肝硬化。

　　肝硬化起病隐匿，病程发展缓慢，可潜伏 3～5 年或 10 年以上，少数 3～6 个月便发展成肝硬化。肝硬化代偿期症状较轻，缺乏特异性，主要为食欲缺乏、腹胀、恶心等。失代偿期，肝功能减退、门静脉高压症及消化道症状明显，可有出血倾向和贫血、内分泌紊乱、腹水、脾大等。体征主要表现为：病人常呈慢性肝病病容，面色黧黑，面部有毛细血管扩张、口角炎等，皮肤表现常见有蜘蛛痣、肝掌，可出现男性乳房发育等。

　　血常规、肝功能、免疫功能、腹水等检查，上消化道 X 射线检查、腹部 B 超及螺旋 CT、胃镜及肝脏穿刺术等，均有助于本病的确诊。

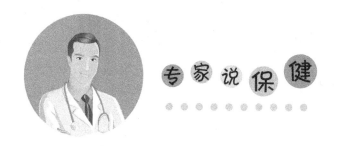

专家说保健

保持良好的心态对肝硬化的治疗是十分重要的，要知道肝硬化是可以达到良好控制的，要养成有规律的生活习惯。

代偿期可做轻工作，避免剧烈活动；失代偿期病人应多卧床休息，适当进食高热量、高蛋白、富含维生素、易消化的食物；有腹水时应少盐或无盐。严格禁酒，避免进食粗糙、坚硬食物，保持大便通畅，禁用损害肝脏的药物。

在医生指导下服用维生素和消化酶。活血化瘀类中药治疗能缓解症状，改善肝功能。腹水的治疗以利尿剂的使用最为广泛，同时要限制钠、水的摄入量，大量腹水的病人应及时到医院诊治。

肝硬化预防的关键在于去除病因，如肝炎病毒和饮酒等。酒精性肝硬化、肝淤血引起的肝硬化、胆汁性肝硬化等，如未进展至失代偿期，在消除病因及积极处理原发病后，病变可趋禁止，相对的较病毒性肝硬化预后好。

肝硬化晚期常因肝性脑病、上消化道出血、继发感染和肝肾综合征等殃及生命。及早住院治疗，尽可能延缓病情发展，减少并发症的发生，是本病的防治关键。

胃食管反流病

霍丽娟 教授 耿倩雯

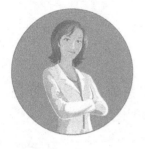

专家说病

　　胃食管反流病，是指过多胃、十二指肠内容物反流入食管引起"烧心"、反酸等症状，并可导致食管炎和咽喉、气道等食管以外的组织损害。发病随着年龄的增加而增加，40～60岁为高峰发病年龄，男女发病率无差异，但有反流性食管炎症状者，男性多于女性，男女比例为（2～3）：1。

　　胃食管反流病的病因不是十分明确，目前认为是由多种因素造成的消化道动力障碍性疾病，存在酸或其他有害物质，如胆酸、胰酶等的食管反流。胃食管反流病的发病是抗反流防御机制下降和反流物对食管黏膜攻击作用的结果。

　　胃食管反流病，主要表现是"烧心"和反酸，不少病人呈慢性复发的病程。"烧心"是指胸骨后或剑突下烧灼感，常由胸骨下段向上伸延，常在餐后1小时出现，卧位、弯腰或腹压增高时加重。反流物多呈酸性。有部分病人表现为胸骨后痛、咽部不适、咽喉炎、吸入性肺炎、哮喘等。

　　胃食管反流病的并发症有食管狭窄、出血、癌变。每年的癌变率为0.5%，国外资料显示85%的食管腺癌发生于Barreett食管。

　　胃食管反流病诊断，主要行内镜检查，是最准确的方法。此外可行24小时食管pH监测、食管吞钡X射线检查及食管测压等。

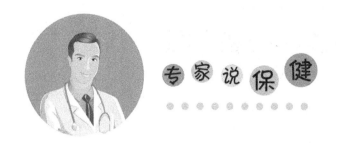

专家说保健

为了减少卧位及夜间反流，可将床头端的床脚抬高 15～20 厘米，以感觉舒适为宜。

由于餐后易致反流，故睡前 3 小时不宜进食，白天进餐后不宜立即卧床，应适当活动。

减少一切影响腹压增高的因素，如肥胖、便秘、紧束腰带、重体力活动等。

饮食上应少食高脂肪、巧克力、咖啡、浓茶等，多食粗纤维饮食，适当运动，避免进食辛辣、刺激性食物，应戒烟忌酒。

合并心血管疾病的病人，服用硝酸甘油制剂或钙通道阻滞剂，可加重反流症状，应适当避免服用。

一些支气管哮喘病人，如合并胃食管反流可加重或"诱发"哮喘症状，尽量避免应用茶碱，并可用抗反流治疗。

药物治疗：在医生指导下，主要用制酸或抑酸药，如西咪替丁、奥美拉唑等。同时可用促胃肠动力药，如西沙必利。症状轻或间歇发作的病人，可用抗酸药。

慢 性 胃 炎

霍丽娟　教授　耿倩雯

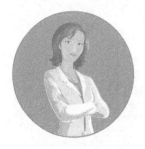

专家说病

　　慢性胃炎是由多种原因引起的胃黏膜的弥漫性或局限性慢性炎症，发病率随年龄增长而增加。慢性胃炎一般无黏膜糜烂，故也称慢性非糜烂性胃炎。它的主要病因有幽门螺杆菌感染、自身免疫、遗传、胆汁反流、药物、吸烟、饮酒等。临床上有相当一部分人无临床症状，有症状的病人中半数以上有中上腹不适、饱胀、钝痛、烧灼痛，疼痛无明显规律，一般进食后较重。也可有食欲缺乏、反酸、嗳气、恶心等。进食不当、吸烟、饮酒、受凉可使上述症状加重。如不治疗，部分病人可以发展为溃疡甚至胃癌。

　　主要检查方法有以下几种：

　　（1）胃镜检查。胃镜检查和胃黏膜组织病理学检查是诊断慢性胃炎最可靠的手段，它可把胃炎分为三种，即慢性浅表性非萎缩性胃炎、慢性萎缩性胃炎和特殊类型胃炎。

　　（2）幽门螺杆菌检测。可行^{13}C或^{14}C呼气试验，该检查可确定慢性胃炎是否为幽门螺杆菌感染。

　　（3）X射线钡餐检查，适合不能耐受胃镜检查的人。

　　（4）血常规和便常规检查。

　　（5）如考虑自身免疫性胃炎，可进行血清自身抗体检查。

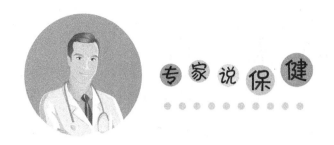

祛除病因。有鼻腔和口咽部慢性感染灶的要予以清除。戒烟忌酒，避免服用对胃有刺激性的药物，如阿司匹林。

饮食治疗。饮食宜软易消化，避免过于粗糙、过热的食物。要养成细嚼慢咽的进食习惯，减少对胃的刺激。少食盐渍、烟熏、不新鲜食物，同时强调有规律进餐。

药物治疗。目前治疗药物很多，要在医生指导下和根据情况选择用药。①消除幽门螺杆菌感染可同时使用 PPI、抗生素和铋剂。②加强胃黏膜屏障功能。可用硫糖铝、麦滋林－S 颗粒、生胃酮（甘珀酸钠）、丙谷胺、胃膜素等。③促进胃蠕动、减少肠液反流。可用多潘立酮（吗丁啉）、西沙比利和甲氧氯普胺（胃复安），同时可缓解恶心、腹胀等消化不良症状。④抑酸剂。可用雷尼替丁、法莫替丁、奥美拉唑、兰索拉唑、埃索美拉唑等。

手术治疗。仅限于具有下列指征者：①胃黏膜病理活检检查有中度以上不典型增生；②胃镜下不能排除不典型增生和早期胃癌者。

慢性胃炎的预防。①注意饮食卫生，避免刺激性食物或药物，戒烟忌酒。②如胃镜检查提示轻、中度不典型增生，应定期随访。

脂 肪 肝

霍丽娟　教授　耿倩雯

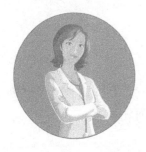

专家说病

正常肝内脂类含量占肝重的 4%～5%，当肝内脂肪含量超过肝重的 5%时，称为脂肪肝。脂肪肝分为轻、中、重三度，轻度者其脂肪含量占肝重的 5%～10%，中度占 10%～25%，重度占 25%～50%，或>50%。

脂肪肝的病因有以下几个方面：

（1）饮酒。男性健康者每日摄入乙醇≥40 克，女性≥20 克，连续 5 年，或 2 周内有>80 克/天的大量饮酒病史即可发病。

（2）营养因素。饮食过多、体重超重造成的肥胖是近年来引起脂肪肝最常见的因素之一，摄入高脂食物和摄糖过多、活动减少，均可导致脂肪肝。部分病人可因营养不良导致脂肪肝。

（3）糖尿病。糖尿病病人其脂肪肝的发病率为 21%～78%。

（4）高脂蛋白血症。各种类型的高脂蛋白血症均可引起脂肪肝，常伴有肥胖或糖尿病或两者兼有。

（5）中毒。经常接触一些化学毒物，可以引起肝坏死，继而发展为脂肪肝。

（6）药物。皮质激素可引起脂肪肝，一些药物，如抗心律失常药、抗心绞痛药及胺碘酮、雌激素也可引起脂肪肝。

轻者无自觉症状，重者可出现肝大、肝区压痛和胀满感，伴有疲乏、腹胀、恶心、呕吐或黄疸。

脂肪肝的诊断一般根据病史、病因、肝大、高脂血症、转氨酶增高。超声发现肝内密集微小波，后段肝波衰减等表现，如若确诊须经肝脏穿刺，进行活组织检查。

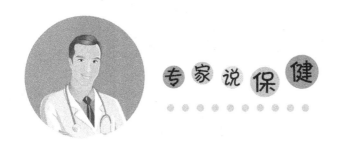

脂肪肝本身是可逆性病变，治疗后可以完全恢复，关键在于早期诊断并及时治疗。治疗原则包括去除病因、调整饮食及应用调脂药。

对过度营养、肥胖造成的脂肪肝，应以调整饮食为主。限制总热量，低糖、高蛋白饮食，脂肪不必严格限制。营养不良所致的脂肪肝，在供应充足的热量同时需给予高蛋白饮食。酒精性脂肪肝，应在严格禁酒的基础上给予适当热量、高蛋白及高维生素饮食，脂肪量不超过总热量的20％。由药物或毒物引起的脂肪肝应避免并去除有害药物及毒物。糖尿病性脂肪肝的主要治疗是纠正其代谢紊乱，补足所需的胰岛素。

增加活动量，做一些适合自己的体育锻炼、户外活动，消耗体内脂肪。

在医生指导下选用药物治疗，如胆碱、磷脂、烟酸肌醇、维丙胺、辛伐他汀（舒降之）、血脂康等，治疗期间应按医生的嘱咐监测肝、肾功能。

功能性消化不良

霍丽娟　教授　耿倩雯

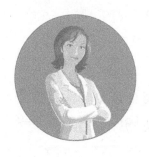

专家说病

消化不良是指持续或反复发作性的上腹部不适，还可包括下列症状中的一项或数项：餐后饱胀感、早饱。上腹痛和上腹烧灼感。临床上有许多疾病可引起消化不良，如消化性溃疡、胆囊炎、胰腺炎、消化道肿瘤等，这一类因器质疾病引发的消化不良称为器质性消化不良。此外有相当一部分消化不良病人，虽经各种"常规"检查，如胃镜、钡餐胃肠造影、肝胆胰 B 超、各项化验等仍不能发现任何器质性病变者，称为功能性消化不良。后者是临床上最为常见的一种功能性胃肠病，其病因及发病机理尚不清楚，可能与慢性胃及十二指肠炎、幽门螺杆菌感染、上胃肠道运动功能障碍、精神因素和应激因素等多种因素有关。

功能性消化不良的临床表现多种多样，因人而异，上述各种症状均可出现，不具备特征性。常见的类型有：

（1）动力障碍型：以腹胀、早饱、嗳气为主要表现。

（2）溃疡样亚型：以规律性餐前腹痛，进食后可缓解，反酸为主要表现，但胃镜检查并未证实有消化性溃疡。

（3）非特异型：无法确定上述哪类症状为主，排除器质性疾病后，可考虑本病。

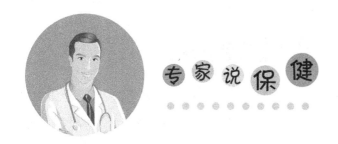

消除诱因是本病治疗的基础。建立良好的生活习惯，避免烟酒及服用非甾体类消炎药，如阿司匹林、吲哚美辛（消炎痛）片。消除由于社会、工作和家庭等因素导致的情绪不良、精神紧张和抑郁等，少食脂肪含量高、刺激性强的食物，加强体育锻炼，增强战胜疾病的信心。

上腹痛为主要症状的病人可选用 H_2 受体抑制剂或质子泵抑制剂等抑制胃酸分泌的药物。常用的有雷尼替丁、法莫替丁、奥美拉唑等。

以上腹胀、早饱、嗳气为主要症状者，可选用促胃肠动力药，如多潘立酮（吗叮啉）、西沙必利等，疗程为 3～4 周。

对幽门螺杆菌检查阳性病人，可行杀菌治疗，一般选用阿莫西林、克拉霉素、替硝唑、呋喃唑酮（痢特灵）等，疗程为 1～2 周。

对精神症状明显者，可酌情用三环类抗抑郁药或 5-HT 再摄取抑制剂。

对于 45 岁以上，近期出现消化不良症状，有消瘦、贫血、呕血、黑便、吞咽困难、腹部肿块、黄疸等"报警症状和体征者"，应尽早到正规医院检查，以期进一步确诊。

结核性腹膜炎

霍丽娟　教授　耿倩雯

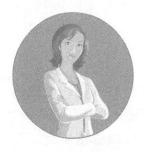

专家说病

　　结核性腹膜炎，是由结核杆菌引起的慢性、弥漫性腹膜感染。本病可见于任何年龄，以青壮年女性多见。

　　该病由结核杆菌感染腹膜引起，主要继发于肺或体内其他部位的结核。结核菌感染的途径以腹腔内的结核病灶直接蔓延为主，肠系膜淋巴结核、输卵管结核、肠结核等为常见的直接原发病灶。有时腹腔内干酪样坏死病灶破溃，可引起急性弥漫性腹膜炎。少数病例由血行播散引起。

　　结核性腹膜炎一般起病缓慢，症状较轻，常在发病后数周以至数月才就医诊治；少数起病急骤，以急性腹痛或骤起高热为主要表现。临床表现是多种多样的，病人可有：①发热与盗汗，以低热与中等度热为最多，高热者伴有明显毒血症；②腹痛，多位于脐周、下腹部，有时在上腹部；③腹泻常见，有时腹泻与便秘交替出现；④腹壁柔韧感是结核性腹膜炎的临床特征；⑤有腹水的病人常感腹胀，少量腹水不易发现，一般当腹水量＞1000毫升时经仔细检查可发现移动性浊音；⑥腹部肿块常位于脐周，也可见于其他部位。

　　有上述表现时，应查血象、血沉，做结核菌素试验；有腹水时，腹水检查对鉴别腹水性质有重要价值。还可做腹部B型超声显像和X射线检查等，诊断困难者，可行腹腔镜检查。

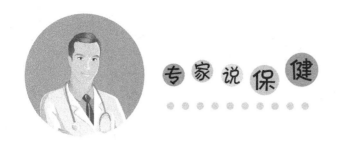

注意休息，保持良好的心理状态，生活要规律。加强营养，调整全身状况，增强抗病能力。

本病治疗的关键是给予早期、联合、规律、适量、全程的抗结核病药物治疗，要严格按照医生的嘱咐用药，可选用异烟肼（雷米封）、利福平、乙胺丁醇、吡嗪酰胺、链霉素等，采用三联或四联治疗，用药期间注意监测肝功能、肾功能等变化。以达到早日康复，避免复发和防止并发症。

注意事项：对一般渗出型病例，由于腹水及症状消失常不需太长时间，病人可能会自行停药而导致复发，故必须强调全程规则治疗；对粘连型或干酪型病例，由于大量纤维增生，药物不易进入病灶达到应有浓度，病变不易控制，故应加强抗结核治疗药物的联合应用，并适当延长抗结核的疗程；如有大量腹水，可适当放腹水以减轻症状。

若有下列情况应及时到医院就诊：①出现明显的恶心、呕吐、腹痛；②出现顽固的腹胀；③腹围明显增加；④出现发热，无论是持续低热或高热。

肝 性 脑 病

霍丽娟　教授　耿倩雯

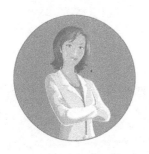

专家说病

　　肝性脑病，过去称肝性昏迷，是由严重肝病引起的、以代谢紊乱为基础、中枢神经系统功能失调的综合征。其主要临床表现是意识障碍、行为失常和昏迷。门体分流性脑病、门静脉高压，肝门静脉与腔静脉间有侧支循环存在，从而使大量门静脉血绕过肝流入体循环，是肝性脑病发生的主要机制。亚临床或隐性肝性脑病是指无明显临床表现和生化异常，仅能用精细的心理智能试验和（或）电生理检测才可作出诊断的肝性脑病。

　　根据意识障碍程度，神经系统表现和脑电图改变，肝性脑病病人，可表现为轻微的精神改变到深昏迷。

　　大部分肝性脑病是由各型肝硬化（病毒性肝硬化最多见）引起的，如果连亚临床肝性脑病也计算在内，肝硬化发生肝性脑病者可达70％。肝性脑病特别是门体分流性脑病常有明显的诱因，常见的有上消化道出血、大量排钾利尿、放腹水、高蛋白饮食、催眠镇静药、麻醉药、便秘、感染等。

　　肝性脑病的发病机制迄今未完全明了。一般认为产生肝性脑病的病理生理基础是肝细胞功能衰竭和门腔静脉之间有手术造成的或自然形成的侧支分流，来自肠道的许多毒性代谢产物，未被肝解毒和清除，经侧支进入体循环，透过血脑屏障而至脑部，引起大脑功能紊乱。

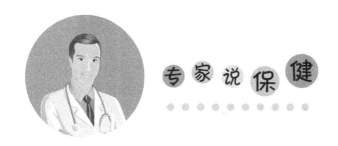

积极防治肝病是最根本的预防措施。肝病病人应避免一切诱发肝性脑病的因素，如消化道出血、进食高蛋白的食物、便秘、过度利尿、感染等。及时发现肝性脑病的早期临床表现并进行适当治疗。

有慢性肝病基础，出现精神改变和行为失常或病人出现睡眠规律的改变时，应及时到医院就诊；脑电图检查不仅有诊断价值，对预后评价也有一定的意义；心理智能测验对于诊断早期肝性脑病最有参考价值。

亚临床肝性脑病病人，由于没有任何临床表现而被视为健康人，但在驾驶各种交通工具时，有发生交通事故的危险，应格外重视。

肝性脑病尚无特效疗法，通常采用综合治疗方法：①减少肠内毒物的生成和吸收，应在开始数日内禁食蛋白质，通过灌肠或导泻清除肠内积食、积血或其他含氮物质，抑制细菌生长。②及时控制感染、上消化道出血等。出现狂躁不安或有抽搐时，禁用吗啡及其衍生物；避免快速和大量的排钾利尿和放腹水。注意纠正水、电解质和酸碱平衡失调。③促进有毒物质的代谢清除，纠正氨基酸代谢的紊乱，可用降氨药，输注支链氨基酸。病变晚期，最有效的方法是肝移植。

大 肠 癌

霍丽娟 教授 耿倩雯

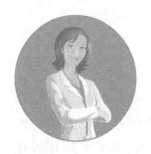

专家说病

大肠癌包括结肠癌和直肠癌，以直肠癌最为多见，是常见的消化系统恶性肿瘤。近 20 多年来，其发病率呈上升趋势，西方国家的发病率明显高于东方国家。我国南方发病率高于北方。

大肠癌的病因目前尚未完全清楚，主要与以下因素有关：①环境因素，流行病学和动物实验证明，长期食用高脂肪膳食与食物纤维不足使大肠癌的发病率增高。②遗传因素，有家族性结肠息肉综合征者大肠癌发病率高于无家族史者。③其他高危因素，大肠腺瘤样息肉：一般腺瘤大、形态不规则、上皮异型增生重者，易发生癌变；炎症性肠病：溃疡性结肠炎、克罗恩病有结肠、直肠受累者有一定的癌变率。

主要临床表现有以下几个方面。①排便习惯与粪便性状改变：血便或痢疾样脓血便，伴里急后重，有时表现为便秘，大便形状变细，或腹泻与便秘交替出现，粪便潜血检验阳性；②腹痛或腹部包块：由于肿瘤的压迫、糜烂及继发感染，相应部位可出现不同程度的腹痛，有时可触及肿块；③其他表现：可出现进行性贫血、发热、食欲缺乏、体重减轻等，甚至出现肠梗阻、腹水、黄疸等。

结肠镜检查不仅能直接观察全结肠肠壁、肠腔的改变，还能确定肿瘤的部位、大小、浸润范围，并可在病变部位取活检以确诊。

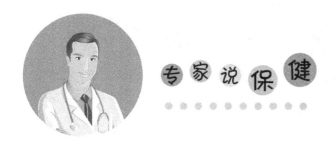

养成良好的饮食习惯，多吃富含维生素的水果、新鲜蔬菜和富有纤维的食物，避免高脂肪饮食，注意保持排便通畅。

实验室研究证明维生素 A、维生素 C、维生素 E 及微量元素硒、钙有防癌作用，应适当补充。

凡近期出现排便习惯改变，如腹泻、便秘、大便变细或血便，出现原因不明的贫血、腹痛、消瘦，粪便潜血检验持续阳性者，应及时就医，行直肠指检和结肠镜检查。

对有高危因素者，如大肠腺瘤，有家族病史，如大肠息肉综合征或家族遗传性非息肉大肠癌或第一血缘亲属中有大肠癌、血吸虫、溃疡性结肠炎等应定期检查，早期发现，早期治疗。

溃疡性结肠炎和血吸虫病病人，应积极治疗，定期复查；发现结肠息肉，应根据息肉大小和性质，选择内镜下治疗或手术切除，并定期复查。

大肠癌一经确诊，应早期切除，对有广泛癌转移者，可行姑息手术。术后可辅以化学药物治疗，若直肠癌有局部淋巴结转移，或肿瘤体积较大、与盆腔器官粘连时，可辅以放疗。

肠 结 核

霍丽娟 教授 耿倩雯

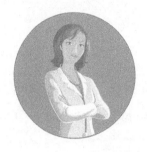

专家说病

　　肠结核是结核杆菌侵犯肠道引起的慢性特异性感染，过去在我国比较常见。随着人民生活的改善和结核病防治工作的积极开展，其发病率有所下降。本病多见于 20～40 岁的青壮年，男女病人之比约为 1：2。肠结核绝大多数继发于肠道以外的结核病，如患有开放性肺结核或喉结核，因经常吞下含有结核杆菌的痰液而引起本病，或经常与开放性肺结核病人共餐，饮用未经消毒的乳制品。此外，也可经血行播散或由腹腔内结核病灶，如女性生殖器结核直接蔓延引起，好发部位多为回盲部。

　　主要临床表现：①腹痛，多位于右下腹，有时上腹或脐周痛，进餐时可诱发，疼痛性质为隐痛或钝痛，有时在右下腹可触及肿块。②腹泻与便秘，每日排便 2～3 次，粪便呈糊样，不含黏液或脓血，不伴里急后重，病变严重者，每日排便可达 10 余次，可间有便秘，大便呈羊粪状，隔数日又有腹泻，表现为腹泻便秘交替出现。③结核毒血症，表现为午后低热和盗汗。④食欲缺乏、倦怠和消瘦，继而出现维生素缺乏、贫血、脂肪肝和营养不良性水肿等，晚期可并发肠梗阻、肠穿孔或瘘管形成。

　　依据病史、症状、体征、有关化验、结肠镜以及活组织病理检查等，可确诊。

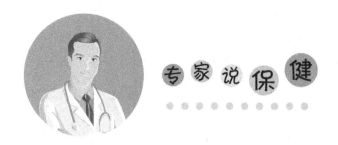

专家说保健

加强体育锻炼，生活规律，增强机体抗病能力及免疫防御能力，以减少结核病的发病率，有利于减少肠结核的发生。

饮用经正规厂家严格消毒的牛奶和乳制品，重视餐具消毒隔离，避免与开放型肺结核病人共餐。

肺结核病人避免吞咽痰液，应积极进行抗结核治疗，使痰菌尽快转阴，并保持大便通畅。

对肠外结核，应积极抗结核治疗，切断肠结核的来源及途径。

当出现右下腹痛、腹胀、腹泻与便秘交替，并伴有发热、盗汗、乏力时应及时就诊，进行相关检查，如结核菌素试验、X射线胃肠钡餐造影或钡剂灌肠、纤维结肠镜检查等以便早期发现、积极治疗。

抗结核化学药物治疗是本病治疗的关键，病人应根据医生的吩咐合理用药，保证充分剂量与足够疗程，并在抗结核治疗的同时，注意休息与营养，以保证化疗的顺利进行。

出现明显的恶心、呕吐、腹痛，应及时到医院就诊。

克罗恩病

霍丽娟　教授　耿倩雯

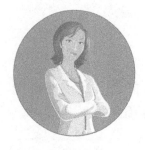

专家说病

克罗恩病（Crohn's disease，CD）是一种原因不明的肠道炎症性疾病，可能与感染、免疫、遗传等因素有关。克罗恩病多见于末端回肠和邻近结肠。但是它也可发生在口腔、食道、胃、十二指肠、大肠、阑尾炎和肛门。以腹痛、腹泻、便血和肠梗阻为主要表现，常有发热、关节炎和营养障碍。病程迁延，中青年多见。

临床表现特点为：①多在青年期缓慢起病，病程可达数月至数年，活动期与缓解期交替、反复发作，呈渐进性发展。②少数呈急性起病，酷似急性阑尾炎或急性肠梗阻。③腹泻最常见，可有脓血或黏液，但多无里急后重感。④腹痛多位于右下腹，常在餐后发生，可伴发热、腹块、便血以及恶心、呕吐、纳差、乏力、消瘦、贫血等。⑤可并发肠梗阻、肠穿孔、肛门、直肠病变和瘘管。全身并发症有关节痛、口疮性溃疡、结节性红斑、坏疽性脓皮病、慢性活动性肝病、脂肪肝、胆石症等。

依据临床表现及有关辅助检查，如 X 射线检查，内镜检查等明确诊断，应在医生指导下进行积极治疗。

本病需与急性阑尾炎、溃疡性结肠炎、小肠淋巴瘤、肠结核等相鉴别。

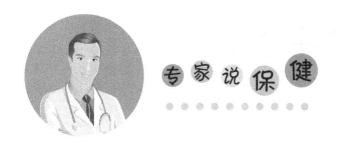

本病为慢性病，可急性发作，急性期应卧床休息，减少活动；饮食应高热量、高蛋白质、低脂肪、少渣、富于营养食物，避免刺激性食物，如酒、浓茶、咖啡、冷食、调味剂等；适当补充维生素 B、维生素 C 等，以及适当补充中链甘油三酯。

对症治疗，解痉、止痛、止泻和控制继发感染，有助于症状缓解。缓解期注意生活规律，保持乐观的心态，避免刺激性食物。

腹痛、腹泻时可在医生的指导下使用颠茄片解痉及使用十六角蒙脱石（思密达）止泻，同时可服用肠益生菌，如金双歧、双歧三联活菌（培菲康）等调节肠道菌群。

药物治疗以水杨酸制剂为主，应在医生指导下使用。目前可选用艾迪莎、美沙拉嗪等，必要时在医生指导下适量使用糖皮质激素或免疫抑制剂。

手术治疗，适用于并发肠梗阻、肠穿孔、大量出血、经久不愈、瘘管形成及癌变者。手术方式可采用单纯病灶切除术，直肠、结肠或次全结肠切除术，回肠造瘘术等。但手术后复发率较高。

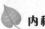
溃疡性结肠炎

霍丽娟　教授　赵　蕊

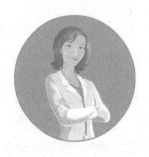

专家说病

　　溃疡性结肠炎，又称非特异性溃疡性结肠炎，是一种好发于大肠的疾病。炎症通常发生于直肠、乙状结肠，可扩展至降结肠、横结肠，也可累及全结肠。溃疡性结肠炎除了小肠下部回肠以外很少影响全小肠。

　　炎症造成结肠经常痉挛，引起腹泻。在溃疡形成的地方炎症已经破坏了结肠内层细胞：呈现溃疡出血、产生脓血和黏液。儿童和老年人也可患溃疡性结肠炎，但是它最常发生在 15～40 岁的人，男性和女性患病概率相同，发病有家族性。关于溃疡性结肠炎病因的理论有很多。最通常的理论是机体对病毒的免疫反应或是由细菌引起肠内壁进行性的炎症。

　　溃疡性结肠炎不是由情绪压抑，或某一食物过敏，或食物的产物引发的，但是这些因素在一些人中能诱发该病。溃疡性结肠炎的常见症状是腹部疼痛，黏液脓血便和里急后重。病人还可能出现：疲劳、体重下降、食欲缺乏和机体的水分及营养成分的丢失等情况。也可合并关节炎、眼睛炎症（虹膜炎）、肝脏疾病（脂肪肝、肝炎、肝硬化等）、骨质疏松、皮疹、贫血和肾结石等。诊断主要依据临床表现及辅助检查，如结肠镜检查，结肠的钡灌肠 X 射线检查等明确。

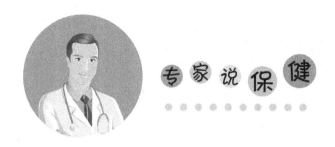

避免精神紧张，过度劳累，合理饮食，以少渣、柔软、易消化、富含营养、有足够热量的食品为主，少食多餐，适量补充多种维生素。忌酒、茶、咖啡、冷食及刺激性调味品等。牛奶及奶制品也尽量少饮。伴贫血者可适量增加含铁与叶酸丰富的食物，如瘦肉、动物肝脏、绿色蔬菜等；长期腹泻者应注意补钙。重症者宜暂时禁食，及时就医。

疾病活动期卧床休息，减少精神压力，避免情绪烦躁，适当服用镇静剂，如安定等。疾病较轻者，应适当注意劳逸结合，增加休息时间。如果出现严重脱水、出血、重度腹泻，病情严重时应当住院治疗，补充丢失的体液和无机盐，必要时通过静脉高营养或通过外科手段保障营养供给。

5-氨基水杨酸（5-ASA）为本病治疗的主要药物，可使大多数病人缓解，也可和其他的药物合用。肠益生菌制剂，如培菲康、金双歧、肠复康、丽珠肠乐等对本病的辅助治疗有一定的价值。对于重度溃疡性结肠炎病人，建议住院治疗。

外科手术是治愈溃疡性结肠炎的有效方法。术后炎症治愈，大多数人可以正常生活。

消化性溃疡

霍丽娟　教授　赵　蕊

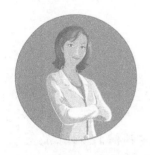

专家说病

　　消化性溃疡属常见病，约有 10％的人一生中患过此病。包括十二指肠溃疡和胃溃疡，两者发病率之比为（1.5～5.6）：1，胃溃疡的发病年龄平均比十二指肠溃疡晚 10～20 年。

　　研究证明，幽门螺杆菌感染是消化性溃疡的主要病因，其次是胃酸和胃蛋白酶的作用，因此有"无酸无溃疡"的概念。非甾体抗炎药物对溃疡的发生和发展有促进作用，另外，应激和心理因素、吸烟、饮食不当均与溃疡的发生有关。

　　多数消化性溃疡有以下特点：① 慢性、反复发作。②发作呈周期性，与缓解相互交替。发作的季节性较明显，多在秋冬和冬春之交发病。③发作时上腹痛呈节律性，十二指肠溃疡的疼痛多于餐后 1～3 小时开始出现，至餐后才缓解，进食后 2～4 小时又出现，约半数病人有午夜痛。胃溃疡的疼痛在进餐后 0.5～1 小时出现，至下次进餐前自行消失。溃疡的并发症有上消化道出血、穿孔、幽门梗阻、癌变等。

　　依病史、临床表现、幽门螺杆菌检测、X 射线钡餐或胃镜检查，可以确定诊断。幽门螺杆菌检测，现已成为消化性溃疡的常规检测项目，目前主要有 ^{13}C-或 ^{14}C-尿素呼气试验，此法无创伤，容易接受。

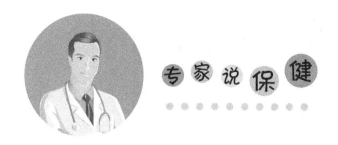

首先注意生活规律，避免过度劳累和精神紧张。不可过度焦虑，必要时可用镇静剂。

强调定时用餐，避免辛辣、刺激性食物以及过咸食物，不可饮用浓茶及咖啡，戒除烟酒。慎用非甾体抗炎药物。

药物治疗应在有经验的医生指导下进行，目前主要有质子泵抑制剂，如奥美拉唑或铋剂为主的三联方案，疗程4～6周，保护胃黏膜治疗，如硫糖铝、米索前列醇等。为了预防溃疡的复发，可在以上治疗的基础上给予维持治疗，可继续用抗酸分泌剂治疗2～4周（DU）或4～6周（GU）。

外科治疗：由于内科治疗的进展，目前仅限少数有并发症，如急性穿孔、瘢痕性幽门梗阻、胃溃疡疑有癌变等，可行外科治疗，但必须严格选择适应证。

食 管 癌

霍丽娟　教授　赵　蕊

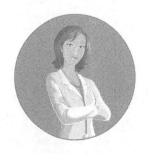

专家说病

　　食管癌是食管鳞状上皮的恶性肿瘤，进行性吞咽困难为其最典型的临床症状。中国是食管癌的高发国家，河南、河北磁县、山西阳城、四川盐亭为高发区，男女比例为 7∶1，80% 在 50 岁左右发病，食管癌具有家族聚集性的特点。食管癌的病变部位以中段居多，下段次之，上段最少。

　　食管癌的发病原因主要为：①亚硝胺化合物和真菌毒素，前者是目前公认的化学致癌物；②饮食刺激和食管损伤、食管疾病可致食管上皮增生，形成癌前病变；③营养不良和微量元素缺乏可以引起植物中硝酸盐的积聚，进而形成亚硝胺类化合物；④遗传因素，表现为阳性家族史和家族聚集性的特点；⑤癌基因：Rb、$P53$ 等抑癌基因失活，H-ras、C-myc 和 hsl-1 等原癌基因激活；⑥人乳头状病毒（HPV）、Barrett 食管是食管腺癌的主要病因。

　　食管癌的早期表现：①吞咽时胸骨后烧灼感、针刺样或牵拉样痛，以咽下粗糙、过热或刺激性食物时明显，解痉药有时也可缓解。②吞咽时滞留感，多与食物的性状有关。症状发生的部位多与食管内病变部位一致。③咽部干燥和紧缩感，胸骨后闷胀，背痛和嗳气等。中晚期可出现进行性咽下困难、食物反流和咽下疼痛、消瘦、声音嘶哑、骨转移、肝转移、黄疸等。

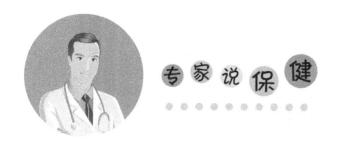

专家说保健

- 饮食规律，避免过冷、过热，辛辣、刺激性食物，少食盐渍、烟熏食物。

- 定期进行体格检查，尤其是有咽下不适症状者，应尽量去医院，请有经验的医生检查。

- 食管癌的早期发现和早期诊断十分重要。凡年龄在 50 岁以上，高发区在 40 岁以上，出现进食后胸骨后停滞感或咽下困难者，应及时作有关检查，以明确诊断。相关检查包括：①食管黏膜脱落细胞检查，阳性率可达 90％以上；②食管 X 射线检查；③内镜检查，可直接观察食管病灶的形态，并且可在直视下做活组织病理学检查，以明确诊断；④食管 CT 检查。

- 目前有肯定疗效的治疗方法是手术和放射治疗。我国食管外科手术切除率已达 80％～90％。早期食管癌外科手术疗效极佳，5 年生存率达 90％，进展期食管癌病人 5 年生存率仅 10％，单独化疗效果很差。

- 症状出现后未经治疗的病人一般在一年内死亡。食管癌位于上段，病变长度超过 5 厘米，已侵犯食管肌层，癌细胞分化程度差以及有转移者，均预后不良。

胃　　癌

霍丽娟　教授　赵　蕊

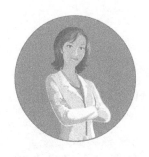

专家说病

胃癌是最常见的源于上皮的恶性肿瘤，男女之比为 2 ∶ 1，发病年龄多为 55～70 岁，占 2/3，40 岁以下占 1/4，其余在 60 岁以上，全国平均死亡率约为 16/10 万。随着社会经济的不断发展，胃癌的发病率呈下降趋势。

胃癌的发病因素主要有：

（1）幽门螺杆菌感染，可导致胃黏膜发生萎缩、肠化生及不典型增生。

（2）环境因素，最可能的是饮食中的致癌物质长期作用于胃黏膜而致癌变。

（3）遗传因素，胃癌有家族聚集现象。

（4）癌前病变和癌前状态。目前认为胃癌的癌前病变有：慢性萎缩性胃炎，胃息肉，大于 2 厘米的广基腺瘤样息肉易癌变、残胃炎，癌变常在手术后 15 年以上发生恶性贫血、胃体有显著萎缩者，少数胃溃疡者；而肠化生与不典型增生被认为是癌前状态。

（5）EB 病毒感染。

诊断主要依靠 X 射线钡餐和胃镜加活检，对进展期胃癌 X 射线钡餐的诊断率可达 90％以上。胃镜检查结合黏膜活检是目前最可靠的诊断方法，有经验的内镜医师的确诊率可达 95％以上，尤其对于早期胃癌的诊断准确率明显高于 X 射线钡餐检查。

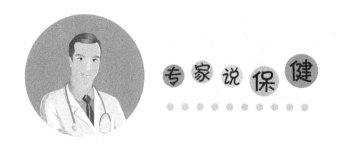

保持良好的生活习惯，戒烟忌酒，避免辛辣、刺激性食物，多食含维生素的新鲜蔬菜和水果，少吃腌腊制品。

由于幽门螺杆菌感染与胃癌的发生有一定关系，可在医师指导下进行有关检查及根除治疗。

早期诊断极为重要，对以下情况应及早或定期进行胃镜检查：①40岁以上，特别是男性，近期内出现消化不良者，或突然出现呕血或黑便者；②拟诊胃良性溃疡，但五肽胃泌素刺激实验显示胃酸缺乏者；③已知慢性萎缩性胃炎，尤其是A型，伴肠化生及不典型增生者；④胃溃疡经两个月治疗无效，X射线钡餐显示溃疡反而增大者；⑤X射线钡餐发现胃息肉直径大于2厘米者；⑥胃切除15年以上者。

确定诊断后首选手术治疗，这是目前唯一可能根治的手段，手术效果取决于胃癌的病期、癌侵犯的深度和扩散范围，对已有远处转移者，一般不作胃切除，仅行姑息手术以保证消化道通畅和改善营养。对早期胃癌还有在内镜下用电灼、激光、微波或剥离活检切除等治疗方式。抗肿瘤药常用以辅助手术治疗，以抑制癌细胞的扩散和杀伤残存的癌细胞，增强手术效果。目前还有经介入性动脉化疗，其不良反应较轻。支持营养和中药治疗可以配合使用，以提高疗效。

原发性肝癌

霍丽娟 教授 赵蕊

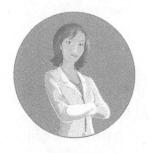

专家说病

原发性肝癌，是我国常见的恶性肿瘤之一，近年来原发性肝癌死亡率在我国仅次于肺癌，位居第二。可发生于任何年龄，以 40～49 岁最多，男女比例为 2.7∶1。

原发性肝癌的病因可能为：①病毒性肝炎，原发性肝癌病人中有 1/3 有慢性肝病史，5%～8%病人抗 HCV 阳性，肝炎病毒肯定是促癌因素；②肝硬化，原发性肝癌合并肝硬化者占 50%～90%，多为大结节性肝硬化基础上转化而来；③黄曲霉毒素，被黄曲霉毒素 B_1 污染的粮食和食品有强烈的致癌作用；④一些化学物质，如亚硝胺类、偶氮芥类、有机氯农药、池塘中蓝绿藻产生的藻类毒素等是可疑的致癌物质；⑤家族史及遗传因素。

凡有肝病史的中年，尤其是男性，如有不明原因的肝区疼痛、消瘦、进行性肝大者，应及时就诊，在有经验的医生指导下进行 AFP 测定，同时有选择性的进行 B 超、CT 扫描、X 射线肝血管造影、核磁共振、肝穿刺活检等。近年来，发现许多有较高特异性的酶学指标，如 AFP 单克隆抗体检测、γ-谷氨酰转移酶同工酶Ⅱ的测定、异常凝血酶原、α-L-岩藻糖苷酶。鉴别诊断包括和继发性肝癌（转移性肝癌）、肝硬化、活动性肝病、肝脓肿、相邻组织的肿瘤、肝非癌性占位病变等。

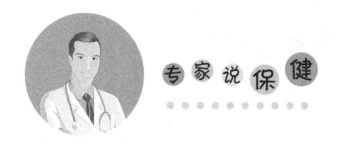

注意生活规律，不酗酒，避免劳累。

加强锻炼，增强体质，合理膳食。注意饮食卫生，洁身自好。合理用血，注射疫苗，避免感染各种类型的肝炎，是防治本病的重要环节。

保持良好的心态，"遇喜不惊"、"遇悲不伤"、"心如止水"，宽容待人、宽容待事，天天拥有好心情，是至关重要的。

原发性肝癌早期缺乏典型症状，自行就诊者多属中晚期，表现有肝区不适、食欲减退、乏力、消瘦、自发性低血糖、红细胞增多、高血钙等情况时，应及时就诊，尤其是有慢性肝炎或肝硬化者，最好每年进行一次体检，内容最好包括 AFP 检查。

随着诊断技术的不断提高，早期肝癌和小肝癌的检出率和手术切除率也不断提高。目前仍然以手术治疗为主，辅以放射治疗、化疗、生物和免疫治疗、中医中药治疗，营养支持，以及对症治疗，防止并发症发生，最关键的是早期发现、早期治疗。

急性胰腺炎

霍丽娟　教授　赵蕊

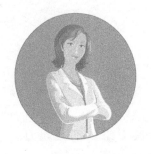

专家说病

　　急性胰腺炎是胰酶在胰腺内被激活后引起胰腺组织自身消化的化学性炎症。临床上以急性上腹痛、恶心、呕吐、发热、血与尿淀粉酶增高为特点。病变轻重不等，轻者以胰腺水肿为主，病情有自限性，数日后可完全恢复，预后良好。重者病情严重，胰腺出血坏死，伴腹膜炎、休克等并发症，死亡率高。

　　常见病因有胆道疾病、大量饮酒和暴饮暴食、胰管阻塞、腹腔手术创伤、自身免疫性疾病、高脂血症、高钙血症、感染与药物等，但仍有15％～20％的急性胰腺炎病因不明。

　　急性胰腺炎常在饱食、进食大量脂肪食物和饮酒后发生。病人主要表现有：腹痛、恶心、呕吐、腹胀、发热等，腹部可有压痛，但常与主诉腹痛程度不相符，重者可出现急性腹膜炎体征。

　　轻型病人有剧烈而持续的上腹痛，恶心、呕吐，轻度发热，上腹部有压痛，但无腹肌紧张。重型病人早期诊断不无困难，有以下表现应当拟诊：全腹剧痛，出现腹膜刺激征；烦躁不安、四肢厥冷、皮肤呈斑点状等休克症状；血钙下降到2毫摩尔/升以下；腹腔诊断性穿刺有高胰淀粉酶活性的腹水；与病情不相符的血尿淀粉酶突然下降；麻痹性肠梗阻；低氧血症、高血糖等。

　　及时就诊，急查血尿淀粉酶、腹部B超与CT等。

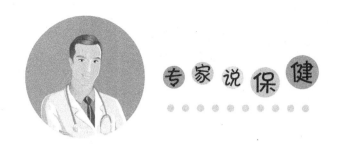

- 积极治疗胆道疾病、消化道疾病，合理膳食、劳逸结合，避免暴饮暴食是预防本病的重要措施。

- 戒烟限酒，烟草中的有毒、有害物质，除直接作用于消化脏器、消化腺外，还可通过血液循环，影响其功能；酒精对肝脏、胃黏膜、胰腺都有直接的损害作用，为保障胰脏的正常功能，应戒烟限酒。酗酒对胰腺功能的影响很大，更应避免。

- 对餐后尤其是暴饮、暴食或食高脂饮食后出现明显腹痛、恶心、呕吐、腹胀者，应及时到医院就诊，请医生检查排除本病。

- 对有胆囊炎、胆结石病史的病人，除平时注意饮食规律、清淡外，如遇发作症状与以往不同时，也应及早就诊。

- 怀疑本病者，应禁饮食，注意血压、脉搏、呼吸情况，及时赶往医院治疗。

- 确诊后应密切观察，禁饮食及胃肠减压，及早应用解痉止痛及抑制胰腺分泌的药物。

上消化道出血

霍丽娟　教授　赵　蕊

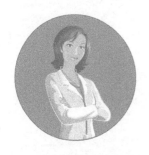

专家说病

　　上消化道出血是指食道、胃、十二指肠和胃切除术后的上段空肠以及胰腺、胆道病变引起的出血，病人常见的表现是呕血和黑便，若在短期内失血量超过 1000 毫升或循环血量的 20％，则称为大量出血，此时常伴有周围循环衰竭的表现，若不及时抢救，常可危及生命。

　　上消化道出血最常见的病因是消化性溃疡、食管胃底静脉曲张破裂、急性胃黏膜病变和胃癌。其他少见的原因有：食管贲门黏膜撕裂、食管炎及理化因素引起的食管、胃黏膜损伤、胰腺炎、胰腺肿瘤、胆道结石、胆道蛔虫、肝癌、过敏性紫癜、白血病、结节性动脉炎、流行性出血热等。

　　一般来说，上消化道出血最常见的临床表现是呕血和黑便，出血量大的病人可有头昏、乏力、心悸、口渴、出虚汗、晕厥，严重时有心率增快、血压下降、神志不清等休克表现，多数情况下会合并低热、贫血、血尿素氮升高。

　　根据典型的临床表现，本病的诊断一般不难。关键是要明确病因。急诊胃镜检查（24～48 小时）对病因判断有较高价值，它不仅能发现病变的部位、出血情况，必要时还可进行内镜止血。此外，腹部B超、腹部CT、选择性动脉造影、X射线钡餐等影像学检查对少见的病因的诊断也有所帮助。

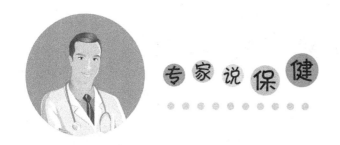

养成规律的饮食习惯，忌暴饮暴食，避免粗糙、辛辣及刺激性食物，戒烟忌酒。

慎用对胃肠道有刺激的药物，如阿司匹林、解热止痛片。

发现呕血或黑便后，应先禁饮食，再请医生决定能否饮食。

发现呕血或黑便时，应卧床休息，并尽可能转送医院，对大量呕血者，卧床时头应侧向一方，避免呕血时吸入气道而引起窒息，有条件者，可予氧气袋吸氧，同时打急救中心电话求救。

对不明原因的头晕、乏力、面色苍白、口渴、出冷汗、活动后心慌等情况，尤其是原有溃疡病史，应考虑有无消化道出血，观察病人有无黑色或柏油样大便、面色苍白、血压下降、心率加快等情况，以便到医院后告知医生有关病情。

肠易激综合征

霍丽娟 教授 赵 蕊

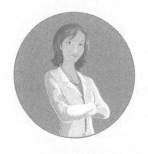

专家说病

　　肠易激综合征是指一组包括腹痛、腹胀、排便习惯和大便性状异常、黏液便等表现的临床综合征，症状可持续存在或反复发作，经检查排除可引起这些症状的器质性疾病。本病是一种常见的功能性肠道疾病，中青年好发，男女比例为（1.1～2.6）：1，其确切的病因与发病机理尚不清楚，可能与胃肠动力学异常、内脏感知异常、精神紧张和心理应激、不恰当饮食及肠道感染等多种因素有关。

　　本病临床表现多种多样，因人而异，缺乏特异性的症状与体征。一般起病隐匿，症状反复发作或慢性迁延，病程长达数年至数十年，但全身健康状况都不受影响。常见的症状有腹痛、腹胀、腹泻、便秘、失眠、焦虑、头昏、头痛等。根据其特征临床可分为腹泻型、便秘型和腹泻与便秘交替型等。

　　本病诊断标准——罗马Ⅲ标准：反复发作的腹痛或腹部不适，最近 3 个月内每月发作至少 3 日，伴有以下症状至少两项：①排便后症状改善；②发作时伴有排便频率的改变；③发作时伴有粪便性状改变。诊断前症状出现至少 6 个月，近 3 个月符合上述诊断标准。

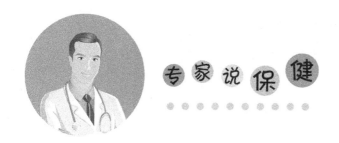

建立良好的生活习惯，避免进食可诱发症状的食物，一般宜避免产气多的食物，如乳制品、大豆等；有便秘者应多食新鲜的蔬菜、水果等高纤维食物。

增强体育锻炼，避免工作劳累及精神紧张，保证足够的睡眠及休息时间，明确本病是一种良性疾病，合理的生活调理及适当的治疗，是完全可能痊愈的。

根据不同的症状选用相应的药物对症治疗。对腹痛病人可选用胃肠解痉药，如颠茄片、莨菪片、普鲁苯辛、阿托品等；钙通道阻滞制，如硝苯地平、匹维溴胺对腹痛、腹泻有一定疗效。腹泻明显者可选用洛哌丁胺（易蒙停）、复方地芬诺酯，止泻效果较好；一般腹泻可选用十六角蒙脱石（思密达）、药用炭等。便秘病人可酌情使用泻药，如果导片、番泻叶、麻仁胶囊、乳果糖等，但此类药物不宜长时间使用。

肠道菌群调节药，如双歧杆菌、乳酸杆菌、酪酸菌等制剂有助于改善大便习惯及性状的异常，适用于腹泻、便秘交替型病人，常用的有米雅、丽珠肠乐、金双歧、双歧三联活菌（培菲康）等。

胃肠动力药有助于改善便秘，常用的有六味安消、胃肠舒、西沙必利、多潘立酮（吗叮啉）等。

铅 中 毒

霍丽娟 教授 赵 蕊

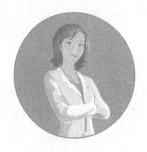

专家说病

　　铅是当今众多危害人体健康和儿童智力的"罪魁"之一。据权威调查报告透露，现代人体内的平均含铅量已大大超过 1000 年前古人的 500 倍！而人类却缺乏主动、有效的防护措施。儿童体内平均含铅量普遍高于年轻人；交通警察又较其他行业的人受铅毒害更深。

　　铅进入人体后，除部分通过粪便、汗液排泄外，其余在数小时后溶入血液中，阻碍血液的合成，导致人体贫血，出现头痛、眩晕、乏力、困倦、便秘和肢体酸痛等；有的口中有金属味，动脉硬化、消化道溃疡和眼底出血等症状也与铅污染有关。儿童铅中毒则出现发育迟缓、食欲缺乏、行走不便和便秘、失眠；若是小学生，还伴有多动、听觉障碍、注意力不集中、智力低下等现象。这是因为铅进入人体后与大脑神经组织有很强的亲和力，使营养物质和氧气供应不足，造成脑组织损伤所致，严重者可能导致终身残废。特别是儿童处于生长发育阶段，对铅比成年人更敏感，故对铅的吸收量比成年人高好几倍，受害尤为严重。铅进孕妇体内则会通过胎盘屏障，影响胎儿发育，造成畸形等。

　　血铅和尿铅增多表明体内吸收了过量的铅。尿中粪卟啉、红细胞增高，反映铅吸收引起的生化反应。如果根据职业史和临床表现疑有铅中毒，但尿铅不超过正常值上限，可进行驱铅试验以辅助诊断。

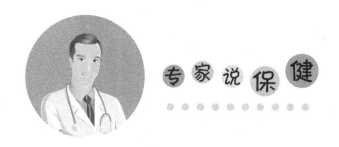

专家说保健

有效地防止铅中毒，是当今科学家正在探索、攻克的课题之一。但作为个人，加强防范、进行自我保护是十分重要的。

不要使用含铅材料做饮食用具，最好不要用彩釉陶瓷制品盛装酸性食物和饮料；勿用铅壶或含铅的锡壶烫酒、饮酒，滥用含铅的丹药或偏方等。某些罐装食品，由于用铅焊接缝而导致食物含铅量增加；含铅量高的食品主要有用含铅量高的容器加工制成的爆米花，加入氧化铅以加快其成熟的松花蛋，大街小巷叫卖的"白馒头"也有一部分是用含铅等杂质的硫磺熏蒸而成。

尽量少到汽车流量大、铅污染严重的街道或公路旁去，尤其是小孩更应格外注意。

汽车驾驶员切勿用嘴吸汽油，在行车中与前车保持一定距离，在拥挤的道路上，最好关上车窗。

交通警察、汽车修理和汽油站、印刷厂、钢铁厂、炼油厂、铸造厂、蓄电池行业和矿山工人下班后要及时洗浴、更衣等，定期到医院做检查，以便及时发现和治疗。

家庭装修勿用劣质油漆和印刷油墨，远离含铅的化妆品。勿给婴幼儿长期使用含铅的爽身粉。某些化妆品中也含有过量的铅，使用时应格外注意。

酒精性肝病

霍丽娟 教授 赵 蕊

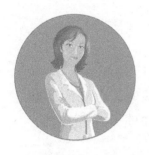 专家说病

酒精性肝病（ALD）是由于大量饮酒（嗜酒）所致的肝脏损伤性疾病。近10年来，随着人民生活水平的提高和交往的扩大，酒类的消费量呈全球性猛增。嗜酒是24～64岁男性最流行的。同时，由于饮酒导致酒精性肝病的发生率也呈明显上升趋势。

有报道，每日饮酒40～60克，发生肝硬化的相对危险性升高6倍；每日饮酒60～80克，发生肝硬化的危险性升高14倍；每日极重度饮酒（210克），发生肝硬化的危险性22年后为50％，33年后为88％。女性嗜酒患急性和慢性酒精相关疾病较男性多见，对酒精性肝病较男性易感，且治疗后易复发。在充足的营养条件下，一定范围内的饮酒量不会引起肝损害，但超过酒精中毒的临界值，膳食调节就无保护作用。

轻症酒精性肝病病人症状轻微，甚至部分病人无症状，仅在实验室检查时发现异常，症状也属于非特异性，而属一般腹胀、乏力、肝区不适、厌食等常见症状。病人营养状况大多良好，可有肥胖，少数病人可有肝大，肋缘下1～2厘米，偶尔可见蜘蛛痣和肝掌，但黄疸极少见。实验室改变轻微，甚至各项检查完全正常，或仅有1～2项有轻微改变。发展由可逆的脂肪肝、酒精中毒性肝炎转化为不可逆的肝硬化。

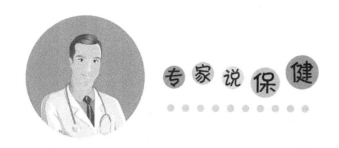

戒酒。饮酒可导致多种疾病的发生，而尤其以伤害肝脏为甚，是酒精性肝病的根本原因，故而必须绝对禁止饮酒。彻底戒酒，消除病因，则可提高治疗效果，促进疾病康复，防止疾病复发、恶化或他变。

饮食。肝病病人的饮食，应多食素食、宜清淡，忌油腻，以富营养、易消化为原则，少食多餐，禁忌生冷、甜腻、辛热及生痰助湿之品。

情志。应帮助病人克服和消除恼怒、忧郁、疑虑、悲伤、恐惧等不良情绪，树立治愈疾病的信心。

休息。酒精性肝病的病人要注意休息，做到起居有节，劳逸适量。根据病情的不同阶段掌握动静结合的关系，急性期应采取"以静为主，静中有动"的原则，以休息为主，限制过多的活动。稳定期应采取"动静结合，动静适度"的原则，做到生活自理，适当休息。恢复期应采用"以动为主，动中有静"的原则，活动量循序渐进，以无疲乏感为度，避免劳累过度、耗伤气血。

锻炼。平时锻炼身体，能够增强体质，减少或防止疾病的发生。在疾病过程中，应根据病情的缓急轻重以及体质强弱不同，选择适当的锻炼方法。

肝功异常者，可考虑保肝治疗。

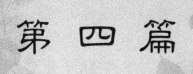

第四篇

泌尿系统疾病

急性肾小球肾炎

方敬爱 教授 张晓东 博士

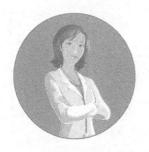

专家说病

急性肾小球肾炎，简称急性肾炎，多见于链球菌感染后，也可由其他细菌、病毒、寄生虫感染引起。绝大多数急性肾炎与 β 溶血性链球菌 A 族感染有关。

急性肾炎多见于儿童，男性多于女性。成年、特别是老年病人病情较重。一般来说，在呼吸道或皮肤感染后的 1～3 周发病。

急性肾炎发生后，约 40% 病人发生肉眼可见血尿，常为起病的首发症状和就诊原因。80% 病人有水肿，典型的表现为晨起眼睑水肿或伴有下肢轻度水肿，少数严重者可波及全身。约 80% 出现短时的高血压，老年人更多见。多为中等度的血压增高，偶可见严重高血压，常不伴眼底改变。大部分病人尿蛋白阳性，为 0.5～3.5 克/日，常于数日至数周内转阴。多数病人起病时尿量少于 500 毫升/日，2 周后尿量渐增，但少数病人可发展为无尿，常伴有短时的肾功能损害，少数有永久性肾损害。

病人常有疲乏、厌食、恶心、呕吐、嗜睡、视力模糊及腹部钝痛。尿化验检查可见轻度、中度蛋白尿，显微镜检查还可以见到白细胞、上皮细胞。

本病绝大多数可以自愈，6～8 周尿化验可基本正常，部分病人血尿可持续较长时间。

β 溶血性链球菌有较长期的特异性免疫力，所以一次患病后，很少再次发生急性肾炎，但由于近年青霉素的早期应用，二次患病的可能性增加。

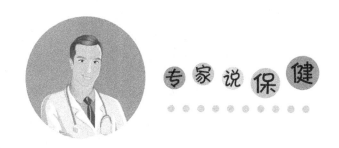

专家说保健

预防细菌感染，可使本病发病率明显下降。保持皮肤清洁，做好呼吸道隔离，防止猩红热、化脓性扁桃体炎传播。一旦发生感染应及早治疗。

急性期应卧床休息，直到肉眼可见血尿消失，水肿消退及血压恢复正常后再逐步增加活动量（大约 2 周）。应予低盐（食盐每日 3 克以下）、优质蛋白质（如瘦肉、牛奶、鸡蛋等）饮食。明显少尿者，要限制液体摄入量。

水肿在经过控制水、盐摄入量后仍很明显者，可经医生许可应用利尿剂。高血压一般持续时间短，必要时口服降压药。

目前大多数研究观察到，在肾炎起病后又无活动性感染时应用抗生素治疗，对于肾炎的病情及预后没有作用。

对于急性肾炎迁延至 2 个月到半年以上，或病情反复，而且扁桃体病灶明显者，可考虑行扁桃体摘除术，手术前后应用青霉素 2 周，以清除体内细菌感染，对肾炎的病情及预防其他细菌感染有一定作用。

个别病情较危重，如少尿严重而持续时间较长，特别是出现高钾；病人表现为重度水肿，夜间不能平卧、严重高血压，应及时去医院治疗，以防意外。

慢性肾炎

方敬爱　教授　常心涛　硕士

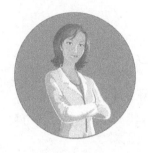

专家说病

　　慢性肾炎的特点为病程长，可以有一段时间的无症状期，呈现缓慢进行。尿常规检查有不同程度的蛋白尿、血尿，大多数病人有程度不等的高血压和肾功能损害。

　　大多数慢性肾炎病因不清楚。少数急性肾炎迁延不愈，病史在一年以上，可转为慢性肾炎。绝大多数慢性肾炎起病即属慢性。

　　在早期常表现为乏力、疲倦、腰部酸痛、食欲欠佳，水肿时有时无，一般不严重。有一部分病人无明显症状，仅在体检或偶然查尿时发现尿异常。尿化验检查可有轻度蛋白，尿中红细胞也可增多，肾脏功能正常或有轻度异常。这种情况可持续数年，甚至数十年。有的慢性肾炎病人可出现明显水肿；也有的病人突出表现为持续性中等程度的高血压，若控制不满意，则预后较差。

　　本病有急性发作倾向，在相对稳定情况下，由于呼吸道感染或其他突然恶性刺激，在短期内（3～5 天，甚至 1～2 天）病情急骤恶化，但经适当的处理，病情可以缓解。本病一般为青年男性多见，表现多样性，个体差异较大。特别要与其他疾病伴发的肾炎相鉴别，如狼疮性肾炎、过敏性紫癜肾炎，也应与遗传性肾炎、高血压所致肾损害区别。若发现水肿、高血压达一年以上，慢性肾炎的可能性较大，即应去医院作相应检查，以便早确诊，早治疗。

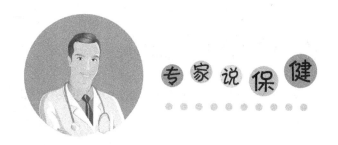

专家说保健

慢性肾炎的治疗一般采取综合措施，防止或延缓肾功能的恶化，改善或缓解临床症状及防治严重并发症。慢性肾炎病情迁延，最终将发展为尿毒症，保健得好，可能延缓若干年。

控制饮食蛋白和盐的摄入。合并肾功能减退时，盐摄入量每日3克；蛋白的摄入量一般为每日30～40克，尽量少食植物蛋白（如豆类），多给予优质蛋白（瘦肉、蛋和牛奶）；碳水化合物可适当增加，减少磷的摄入（如干果类、动物内脏等）。

积极控制高血压。当蛋白尿较多时（尿蛋白定量≥1克/24小时），血压应控制在125/75mmHg以下；当尿蛋白稍低时（尿蛋白定量＜1克/24小时），血压可放宽到130/80mmHg以下。降压药要选择对肾无损害，并且有保护作用的药物。

在医生指导下药物治疗。血管紧张素转换酶抑制剂不仅有降血压作用，且有肾保护作用，如卡托普利（巯甲丙脯酸）、依那普利、苯那普利（洛丁新）等；也可选用血管紧张素受体拮抗剂氯沙坦钾等。另外可用双嘧达莫（潘生丁）、阿司匹林等药物。

感染，劳累，妊娠，某些中、西药物（如庆大霉素、卡那霉素）均可能导致肾脏功能恶化，应尽可能避免应用。

隐匿性肾小球肾炎

方敬爱　教授　王蕊花　硕士

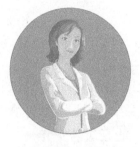

专家说病

隐匿性肾小球肾炎，目前又称为无症状性血尿和（或）蛋白尿。一般指体检或在偶然情况下尿液检查发现异常，而又无其他表现且肾功能正常者。

隐匿性肾炎的临床表现可分三种情况。

（1）无症状血尿：以持续性显微镜下血尿和（或）反复发作的肉眼血尿为唯一表现。此类病人大部分为青年人，无水肿、高血压、蛋白尿和肾功能减退，只有血尿，呈持续性或反复发作性，多项检查（各项血液生化检查、B超、核素、膀胱镜、肾盂造影等）均正常。

（2）无症状蛋白尿：多见于青年男性，表现为持续性蛋白尿（每次尿蛋白检查虽有波动，但总是阳性）。无水肿、高血压，肾功能正常，血液生化检查也无异常。蛋白尿可持续多年，预后良好。

（3）无症状血尿和蛋白尿：常见于进展性肾炎，预后较单纯血尿者严重。由于其不伴有高血压、水肿和肾功能减退，往往只在尿化验时始被发现，极易造成早期漏诊。无症状血尿和蛋白尿可长期保持不变，但也可能只是疾病的早期表现，随后因疾病进展而出现其他临床表现。

隐匿性肾炎虽然无特殊表现，但极易漏诊，且部分病人病情可逐渐加重，预后与慢性肾炎相同（即慢性肾炎的早期阶段），故应引起重视。

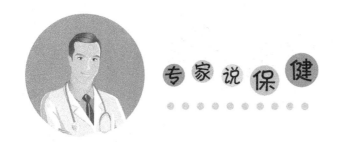

由于症状隐匿，病人自己很难发现血尿、蛋白尿，坚持定期体检，或定期做尿常规化验，是早发现、早诊断、早治疗的最好途径。

无症状血尿一般来说无特效治疗方法，但预后较好。发病5年后50％以上病人可自然缓解，仅个别病人出现血压升高。止血药一般无效。中药可能有一定治疗效果，应积极预防或控制感染，注意休息，不可过劳。

无症状蛋白尿一旦发现，应在一段时间内多次检测尿蛋白，以肯定尿蛋白为持续性。一般不需立即做肾活检病理检查，应每半年到医院行血压、尿常规、尿蛋白定量等项检查。如发现异常，应在医生指导下进行治疗。可从事轻体力工作，食物中蛋白摄入量不宜过高，可同一般正常人。药物应用应由专科医师决定，一般情况下不用肾上腺糖皮质激素。

无症状血尿和蛋白尿病人，应定期（3～6个月）到医院查血压、肾功能，观察病情变化。一般来说，如果尿蛋白定量≥1克/日，即应去有条件的医院进一步检查，最好进行肾活检，明确病理类型。如果以血尿表现为主，尿蛋白定量＜1克/日，应定期到医院检查，注意事项及治疗同单纯血尿。

间质性肾炎

方敬爱 教授 刘 婷 硕士

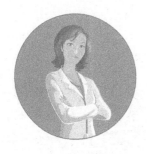

专家说病

间质性肾炎，又称为肾小管间质病或肾小管间质肾炎，系常见病、多发病，是肾衰竭的常见原因之一，分急性与慢性两种。急性间质性肾炎多由药物过敏、感染等引起，其中药物过敏性占大多数，如青霉素、氨苄西林、头孢噻吩、头孢噻啶，磺胺类药物、利福平、庆大霉素、卡那霉素、万古霉素、头孢唑林钠、妥布霉素、乙胺丁醇；萘普生、甲芬那酸（甲灭酸）、布洛芬、保泰松、吡氧噻嗪（炎痛喜康）、吲哚美辛（消炎痛）、非那西汀等，多为混合用药的结果。药物过敏反应表现为皮疹、发热、关节痛、腰痛，尿液检查通常有血尿（占95%），轻度、中度蛋白尿及肾功能损害（少尿、血尿素氮、肌酐增高）。

慢性间质性肾炎可由药物、放射线或全身性疾病肾损害引起。最常见为解热镇痛药，如对乙酰氨基酚（扑热息痛）、吲哚美辛（消炎痛）、非那西汀等长期滥用，一些有肾毒性的抗生素，如庆大霉素、两性霉素B的大剂量应用也可引起。近年来发现某些含马兜铃酸的中药，如关木通、防己及马兜铃等也可引起。

慢性间质性肾炎多见于40～60岁的女性，多因头痛、腰背痛而长期服用镇痛药成瘾所致。早期可无症状，随着病情进展，出现夜尿增多、多尿或肾浓缩、酸化功能减退，50%的病人表现为高血压，部分可发展为恶性高血压；60%～90%表现为贫血，晚期可见心脏增大、心力衰竭、肾衰竭。

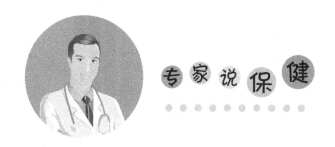

急性间质性肾炎多数预后良好，部分可造成永久性肾功能损害。由药物引起者，停药后，症状多可自行缓解，而肾功能完全恢复可能需要数月，若未能及时停药，则后果严重。

本病在于早诊断、早治疗。若在用药过程中出现皮疹、发热、关节痛应及时到医院确定是否药物过敏，切不可掉以轻心。一经诊断，应即刻停药，轻症可自行缓解，重症则应在医生指导下使用糖皮质激素（如泼尼松，一般用2～3个月）；保证液体摄入量，使尿量维持在每日2000毫升以上；合并感染者采用抗生素治疗；伴发急性肾衰竭应进行血液透析治疗。

慢性间质性肾炎一般有长期滥用镇痛药病史，累积量1～3千克，多伴有夜尿增多、多尿、贫血、高血压，有时发现尿中有组织物。出现上述症状，应及时到正规医院检查，尽早停药是关键。

明确诊断主要靠肾脏穿刺病理检查，越早诊断对治疗、预后越好。另外需要注意的是镇痛剂肾病可并发泌尿道移行上皮癌，故需进行尿细胞学检查，必要时反复多次，以免遗漏诊断。

镇痛剂肾脏病

方敬爱　教授　孙艳艳　博士

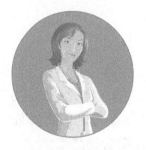

专家说病

长期滥服镇痛药物可引起慢性间质性肾炎，常伴有肾乳头坏死。临床多表现为慢性肾衰竭。

这些解热镇痛药物通常含有阿司匹林，部分还混合有非那西汀、对乙酰氨基酚或水杨酸、咖啡因或可待因等成分。罹患镇痛剂肾病的危险性通常与滥用此类药物所致的用药时间过长、累积剂量过多有关，大多为联合服用两种以上药物所致，其致病累积量常达 1～3 千克。

镇痛剂肾病大体解剖特点是肾缩小，表面有大小不等的凹陷性瘢痕，部分病例皮层组织增生形成肿瘤样结节。

本病女性多见，男女比例为 1:（5～7），发病高峰年龄为 46～60 岁。镇痛剂肾病早期可能无症状，或在常规实验室检查时可发现。肾脏表现早期以小管间质病变表现为主，出现夜尿增多，尿比重及尿渗透压降低，随后出现轻度蛋白尿、无菌性脓尿，尿酶及尿微量蛋白增高和进行性肾小球功能减退。60%～90%病人有不同程度贫血，常与肾功能损害不平行。随病变进展，可出现高血压，并逐渐进展为慢性肾衰竭。25%～40%病人伴有肾乳头坏死，可表现为突发性肉眼血尿及肾绞痛，重者可出现急性肾衰竭。10%～20%病人可伴发泌尿道移行上皮癌或其他类型肿瘤。

近年来，无造影剂的 CT 扫描已成为诊断镇痛剂肾病的重要方法。其特征是可见肾脏体积缩小，形状凹凸不平以及肾乳头钙化影。

治疗原则：①立即停用所有的镇痛药和非甾体消炎药；②对症治疗；③慢性肾衰竭和高血压的治疗。

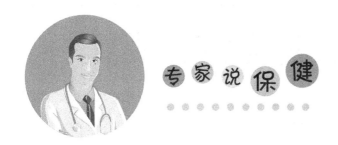

专 家 说 保 健

镇痛剂肾病预后不良。其预后可能与下列因素有关：持续应用镇痛剂；肾小球滤过率下降，特别是伴双肾缩小；持续性或恶性高血压；小管性蛋白尿；继发痛风或严重高尿酸血症。因此，针对以上因素，我们提出以下预防措施。

80％以上的病人在停止服药后可望病情停止发展甚至获得好转。

嘱病人每日尿量至少保持在 1.5～2.0 升，以减少髓质肾毒性物质的浓度和防止感染，必要时补充足够的盐类以纠正失盐状态。代谢性酸中毒的纠正，控制血压，尽量避免或谨慎使用利尿剂。

慢性肾衰竭病人需限制饮食，纠正钙磷代谢紊乱，纠正继发性甲状旁腺功能亢进。

长期服用镇痛药，不但可以引起肾脏疾病，而且还会引起心脏扩大、心力衰竭和高血压等心血管系统疾病。此外还会引起溃疡病、贫血、精神和心理障碍及早熟。

由于有些病人可发生尿路的过渡型细胞癌，持续或间歇性无痛性镜下或肉眼血尿，应警惕并发肿瘤的可能。

乙型肝炎病毒相关性肾炎

方敬爱　教授　刘文媛　硕士

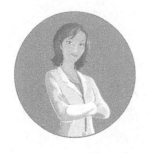

专家说病

　　乙型肝炎病毒（HBV）导致的肾小球肾炎，是乙肝病毒感染后的一种主要的肝外脏器病变，占肾小球肾炎的 10%～65%。

　　HBV 相关肾炎的致病因素为 HBV 抗原和 e 抗原。其病理类型以膜性肾小球肾炎（HBV-MN）居多，其次是膜增生性肾小球肾炎（HBV-MPGN）及系膜增生性肾小球肾炎（HBV-MsPGN）。

　　病人多为儿童及青少年。据报道，膜性肾炎 80%～100% 为男孩，膜增生性肾炎男女之比为 3.8∶1。乙肝儿童可由母亲垂直传播或家族中相互传播。年长儿及成人则常无明显接触史，有的有接受血液制品治疗史。若发生乙肝相关性肾炎，其临床表现为水肿、蛋白尿、低蛋白血症、高脂血症、疲乏等症状，常伴镜下血尿。儿童病人的肉眼血尿发生率较高。其他可表现为轻度无症状蛋白尿、急性肾炎综合征。病人可因并存肝炎而有肝炎的临床表现。

　　目前国际上对 HBV 相关肾炎并无统一的诊断标准。国内试用下列三条进行诊断：①血清 HBV 抗原阳性；②患膜性肾病或膜增生性肾炎，并除外狼疮性肾炎等继发性肾小球疾病；③肾组织切片上找到 HBV 抗原。其中第③点为最基本条件，缺此不能诊断。

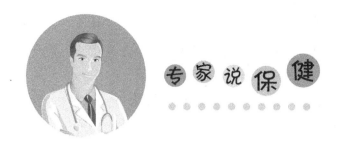

专家说保健

我国是乙肝病毒的高流行区，为避免漏诊，在肾小球肾炎病人中，常规作 HBsAg 检查很有必要。

若过去得过肝炎或血清抗原持续阳性，并有血尿、蛋白尿等肾炎症状，应想到本病并进一步检查。

针对 HBV-MN，目前认为应用干扰素及联合使用 T 细胞免疫抑制剂有一定疗效。临床上以 e 抗原转阴和 24 小时尿蛋白定量作为观察疗效的指标。应注意的是干扰素使用的时间要足够长。

针对 HBV-MPGN 而言，核酸抑制剂，如拉米夫定或干扰素联合核酸抑制剂有一定疗效。

糖皮质激素治疗多数无效，却可延迟中和抗体的产生，促进 HBV-DNA 的复制而加重病情，故此药必须慎用。

规律的生活，恰当的营养，定期的医疗随访，都是很重要的环节。中药活血化瘀、益气补肾药，对调整机体功能有益。

增强体质，注意卫生，不吃半生不熟的海鲜食品，注射乙肝疫苗，尽量避免使用血液制品等，都是预防 HBV 感染的重要环节。

预防远重于治疗，全面的乙型肝炎疫苗接种是根本的预防方法。

慢性肾衰竭

方敬爱　教授　范彦君　硕士

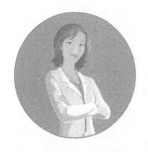

专家说病

慢性肾衰竭（简称慢肾衰）是一种临床综合征。它发生在各种慢性肾实质疾病的基础上，缓慢地出现肾功能减退至衰竭。临床分为肾储备能力丧失期、氮质血症期（慢肾衰的早期）、肾衰竭期和尿毒症期。据统计每年每1万人口中，约有1人发生慢性肾衰竭。

任何泌尿系统病变，破坏肾的正常结构和功能者，均可引起慢肾衰。例如，原发和继发性肾小球疾病、梗阻性肾病、慢性间质性肾病、肾血管疾病、先天性和遗传性肾病等都可发展至慢肾衰。根据病史、临床表现、实验室检查、肾脏穿刺活检，可以确诊。

该病早期仅表现为基础疾病的症状。尿毒症期则表现为水、电解质和酸碱平衡紊乱以及各系统的症状，如高血压、心衰、心包炎、肺水肿、贫血、出血倾向、疲乏、失眠、注意力不集中、对外界反应淡漠、幻觉、昏迷、肌无力、恶心、呕吐、体重下降、皮肤瘙痒、肾性骨营养不良、内分泌失调、继发感染、体温过低、高尿酸血症、脂代谢异常等。影响慢性肾衰竭病程进展的因素很多，包括以下诸方面：原发病为糖尿病肾病，膜增生性肾炎多常很快发展为慢性肾衰，当合并急性感染、败血症、大出血、大手术、血容量不足、脱水、高凝状态、高钙血症、肾毒性药物或化学物质中毒、结石梗阻等时，多引起肾衰加重，高蛋白、高磷饮食可使慢肾衰进展速度加快。

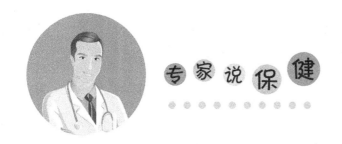

延缓慢性肾衰竭的发展应在早期进行。合理的饮食治疗方案是治疗慢肾衰的重要措施。限制蛋白饮食，即适当限制鸡蛋、鱼、瘦肉、牛奶等的摄入量，尽可能少食花生、黄豆及其制品，以麦淀粉（澄面）作主食，代替大米、面粉。可食甜薯、芋头、马铃薯、苹果、马蹄粉、山药粉、莲藕粉等。多吃植物油和食糖以及富含 B 族维生素、维生素 C 和叶酸的食品。

在低蛋白饮食的基础上，加用必需氨基酸或酮酸，有助于延缓慢性肾衰的进展。

加强随诊，避免或消除某些危险因素，积极调整异常的血脂，纠正水、电解质代谢紊乱。每 3～6 个月化验一次肾功能、电解质、血常规。

控制全身性和（或）肾小球性高血压，在医生指导下可考虑应用血管紧张素转换酶抑制剂或受体拮抗剂治疗，如卡托普利、依那普利、苯那普利和氯沙坦钾等。经常监测血压，将血压控制在 125/75mmHg。

慢性肾炎时，血栓素生成增多，血小板功能亢进，可加用抗血小板药或活血化瘀中药治疗，以改善肾脏的微循环，保障其供血、供氧，延缓病情发展。

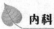

尿 路 感 染

方敬爱　教授　李　惠　硕士

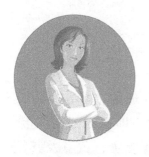

尿路感染是指泌尿系统的细菌性感染，是所有细菌性感染疾病中最常见的一种，女性发病率较高，约为7%。任何入侵尿路的细菌均可引起尿路感染，其致病菌绝大多数为革兰氏阴性杆菌，其中以大肠杆菌最多见，占60%～70%。

根据感染部位可分为下尿路感染（主要是指膀胱炎）和上尿路感染（主要是指肾盂肾炎）。

凡有真性细菌尿者，均可诊断为尿路感染。临床分为无症状性细菌尿（隐匿性细菌尿）和症状性尿路感染。

膀胱炎多见于青年女性，占50%～70%。主要表现有排尿不适感，伴尿频、尿急、尿痛和膀胱区（小腹部）不适，多有白细胞尿，偶见血尿，多见性生活和妇科手术后、月经后及老年妇女有外阴瘙痒者。

肾盂肾炎多发于生育年龄妇女，见尿频、尿急和尿痛，伴腰痛、寒战、高热、头痛、恶心、呕吐，常伴血细胞计数升高，血沉增快。

尿液细菌培养、尿常规、血常规、肾功能、血沉、B超、静脉肾盂造影可确诊。

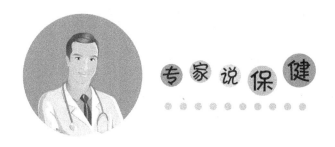

专家说保健

- 坚持多饮水、勤排尿，注意个人卫生，避免劳累。

- 不洁性生活是导致该病的重要原因，保持阴部清洁，避免在月经期同房，注意新婚、妊娠和产褥期的个人卫生也至关重要。

- 清洗外阴，最好使用流动水，没有淋浴条件者应做到"一人、一盆、一巾、一水"，洗涤前先将清洁的方巾置入盆中煮沸15分钟晾温，并剪短指甲，清洁双手后清洗外阴。

- 幼女应从小养成良好的卫生习惯，家长应教会孩子擦屁股，以免大肠杆菌感染。成人的衣物不应和孩子同盆洗涤。

- 男性病人，如包皮过长，应注意清洁，尤其在性生活后，包茎应到医院矫治。

- 与性生活有关的反复发作的尿路感染，于性生活后宜即排尿，并按常规用量服用1个剂量的抗生素作预防。

- 饮食宜清淡，易消化，富含营养。多吃富含维生素的水果及蔬菜。少吃生冷、辛辣、油腻的食物。

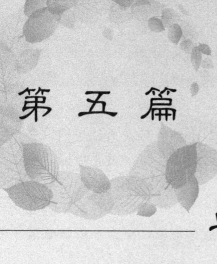

第五篇

血液系统疾病

贫 血

李殿青 教授

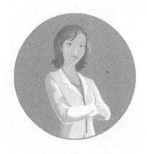

专家说病

贫血，是指单位容量的循环血液中，红细胞数及血红蛋白（Hb）含量低于正常值的病理状态，其中以血红蛋白含量为重要指标。在我国，成人男性血红蛋白低于 120 克/升，女性低于 110 克/升，妊娠妇女低于 100 克/升，均可诊断为贫血。常见的有缺铁性贫血、溶血性贫血、巨幼细胞性贫血、再生障碍性贫血和继发性贫血，以缺铁性贫血最为常见。

导致贫血的原因有：失血，如外伤、咯血、便血、月经过多、产后出血等；红细胞生成减少，如骨髓病性贫血；造血原料不足，如维生素 B$_{12}$ 和叶酸缺乏，或胃酸缺乏影响铁吸收；红细胞过度破坏，如药物和输血导致的溶血；其他内科疾病，如肾脏疾病、慢性肝病、恶性肿瘤、内分泌疾病、放疗、化疗、严重感染等。

依血红蛋白含量和临床表现，贫血分为轻度、中度、重度和极重度。除皮肤、黏膜、甲床发白外，还伴有头晕、乏力、睡眠不佳、多梦、记忆力减退、食欲缺乏、恶心、腹泻、便秘、活动后心慌、气促等症状。

贫血是由不同原因引起的一种病理状态，应进一步检查贫血系列、网织红细胞计数，必要时做骨髓象检查，以明确贫血的原因，以便针对病因，进行合理而有效的治疗。

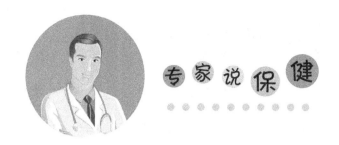

经常自我"察颜观色"，发现肤色、唇色、甲床发白，或自觉疲乏无力、吃饭不香、睡眠不好时，应立即到医院检查，以利早期诊治。

保持良好的心理状态，平和地接纳疾病，树立与之作斗争的坚强信念，尤其贫血中绝大多数为缺铁性贫血，是可以治好的。对其他类型的贫血，也不可盲目自卑，早期采取积极有效的方法，疗效也是肯定的。

不同类型的贫血，有不同的治疗方法，如食物治疗、药物治疗、输血、脾切除和骨髓移植等。施治之前，首先应查明原因，对因治疗。

不可偏食、挑食，合理膳食，补充高蛋白及含铁、叶酸丰富的饮食，如瘦肉、蛋类、动物肝、豆类、海带、木耳、香菇、新鲜水果、蔬菜等，进行适宜的体育活动，保障充足的睡眠。

在医生指导下，服用有关药物，如缺铁性贫血服用硫酸亚铁、葡萄糖酸亚铁、力勃隆、福乃得、生血胶囊等；巨幼细胞性贫血用叶酸、腺苷钴胺、维生素 B_{12} 等。

服铁剂治疗期间，应同时加服维生素 C，避免饮用浓茶、咖啡。

缺铁性贫血

李殿青　教授

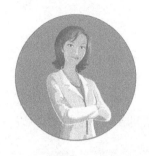

专家说病

　　铁是人体所必需的化学元素之一，许多生理过程中均不可缺少，铁也是血红蛋白的核心部分。缺铁性贫血（IDA）是指体内储存铁不足，影响血红蛋白的合成所引起的一种小细胞低色素性贫血。无论城市或乡村，儿童、成年人或老年人均可发生，是全球范围内的常见病之一。

　　常见的病因有：①铁摄入量不足或需要量增加，如青春期男女、妊娠期及哺乳期妇女；②铁的吸收不良，多见于胃肠手术后、萎缩性胃炎、胃酸缺乏等；③铁损失过多，主要见于慢性失血性疾病（因每毫升血中含 0.5 毫克铁），如消化性溃疡、月经过多、痔疮出血、钩虫病等。

　　多数病人起病缓慢，临床表现有：①贫血：如皮肤黏膜苍白、疲乏无力、头晕、耳鸣、食欲减退等；②消化道黏膜病变：如舌乳头萎缩、口腔炎、舌炎等，有一些缺铁病人有异食癖，嗜食泥土、煤球、粉笔等；③外胚叶组织病变：出现毛发稀疏脱落，皮肤干燥、指（趾）甲缺乏光泽、脆薄易裂，重者指甲扁平或呈"匙状指"。

　　根据临床表现、实验室检查有血液、骨髓、铁代谢等，诊断一般不难，如小细胞低色素性贫血、血清铁降低、总铁结合力增高、铁饱和度下降、血清铁蛋白降低、骨髓铁消失等，但确诊后还需进一步明确缺铁原因。

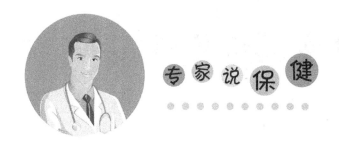

缺铁性贫血的治疗包括病因治疗、补充铁剂、辅助治疗三个方面。去除缺铁性贫血的原因比治疗贫血更为重要。因为病因治疗对于纠正贫血及彻底治愈、防止复发，具有重要意义。

控制慢性出血，治疗月经过多，改变不良饮食习惯，做好计划生育及妇幼保健工作，对婴幼儿及时添加辅食，孕妇及哺乳期妇女宜给予含铁丰富的新鲜蔬菜、豆类食品、海带、动物心肝等。对原发病采用什么治疗方法，须因病而异。

口服铁剂是治疗本病的主要方法，最常用者为硫酸亚铁、葡萄糖酸亚铁，目前多用富马酸亚铁、琥珀酸亚铁等。从小剂量开始，渐达足量；饭后服用，可减少恶心、呕吐、上腹部不适等胃肠道不良反应；服药前后 1 小时左右，禁喝茶及咖啡，以防形成不溶性盐类而影响吸收；如因并发症需服四环素类药物时，应暂停服铁剂；如有溃疡病并用抗酸剂时，应与铁剂错开服用时间；服药后可出现黑便，不必担心。

重度贫血（血红蛋白低于 30 克/升），可输血，尽可能输浓缩红细胞，适量补充维生素 E。

营养性巨幼细胞性贫血

李殿青　教授

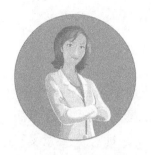

专家说病

叶酸是 B 族维生素的一种，是血细胞生成的重要物质。巨幼细胞性贫血，即由于叶酸和（或）维生素 B_{12} 缺乏或其他原因引起细胞核 DNA 合成障碍导致的贫血。其特点是骨髓内造血细胞呈典型的"巨幼变"，属常见病之一。

叶酸缺乏可发生于：①营养不良，如食物中叶酸含量太少，饮食习惯不佳、烹饪方法不当、甚至偏食；②需要量增加，如妊娠、哺乳、溶血性贫血、恶性肿瘤性疾病、甲状腺功能亢进等；③肠道吸收障碍，如胃切除、空肠广泛切除、回肠炎等；④利用障碍：使用某些药物，如甲氨蝶呤、苯妥英钠、氨苯蝶啶、抗惊厥药、抗结核药等。

主要临床表现为：贫血的症状，如苍白、疲乏、头晕、心悸等；胃肠道的症状，常有食欲缺乏、腹胀、便秘或腹泻，舌质红，舌乳头萎缩而致表面光滑（牛肉状舌）；如合并维生素 B_{12} 缺乏可出现神经系统症状，如手足麻木、感觉障碍、共济失调等；老年病人可出现精神异常、抑郁、嗜睡等，有时神经系统症状可于贫血之前出现。

骨髓象以红系细胞增生为主，各系细胞均可见到"巨幼变"，嗜中性粒细胞多分叶（5 叶占 5％以上或有 6 叶者）。生化检查血清叶酸水平下降，或合并维生素 B_{12} 水平也下降。

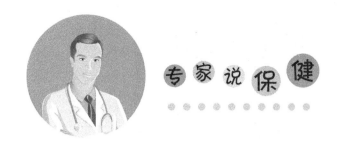

补充叶酸、维生素 B_{12}，纠正偏食及不恰当的烹调习惯。特别对叶酸需要量增加的生长发育期的儿童、青少年及孕妇、哺乳期妇女，应给予叶酸含量丰富饮食，如新鲜蔬菜、瘦肉等，避免过多食用过度烹煮或腌制的食物。

慢性溶血性疾病、慢性炎症、感染及恶性肿瘤等病人应予补充叶酸，必要时补充维生素 B_{12}。口服叶酸 5～10 毫克，每日 3 次，胃肠道不能吸收者可肌注亚叶酸钙（四氢叶酸钙）5～10毫克，每日 1 次，至血红蛋白恢复正常。如果同时有维生素 B_{12} 缺乏，不宜单用叶酸治疗，否则会加重维生素 B_{12} 缺乏的症状，容易导致神经系统症状的发生或加重。

注意钾盐和铁剂的补充；因部分有心脏病病人对血红蛋白恢复后血清钾降低不能耐受，特别是进食较差者，应及时补充。营养性巨幼细胞性贫血病人往往同时有铁缺乏，如果补充治疗后血象初始好转显著，以后缓慢或无好转，有缺铁可能，应及时补充铁剂。

再生障碍性贫血

李殿青　教授

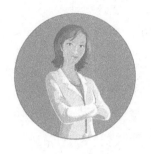

专家说病

再生障碍性贫血（简称再障）是一组由化学、物理、生物因素及不明原因所致的骨髓干细胞和（或）造血微环境损伤，以致红骨髓向心性萎缩，被脂肪髓代替，外周血中全血细胞减少（即红细胞、白细胞、血小板三者均低于正常）。再障在我国为少见病，一般综合性医院中占住院人数的 0.02%～0.04%。

半数以上的病人找不到明确的病因。有原因可寻者多见于以下情况。①化学因素：可引起再障的药物有些与剂量有关，即接受足够剂量，一般人均可发生，如烷化剂、抗代谢、抗肿瘤药物；有些与剂量关系不大，而和个人敏感性有关，如氯霉素、磺胺类、解热镇痛药等。另外，工业用化学物品苯及其衍生物、塑胶、油漆以及农药，也与再障发生有关。②物理因素：主要是指各种电离辐射，如由于 X 射线、γ 射线等放射性物质的长期接触或意外事故造成。③生物因素：包括病毒性肝炎及各种严重感染也能影响骨髓造血。

再障主要临床表现为贫血、出血、感染，应引起重视。外周血象表现为全血细胞减少。骨髓象提示：骨髓增生低下。排除其他全血细胞减少的疾病，就可诊断再障。根据症状的急缓、全血细胞减少的程度、骨髓象有核细胞增生低下的程度，再障又可分为急性及慢性再障两种类型。

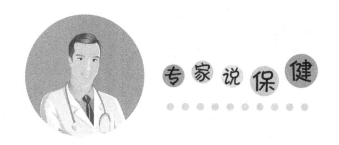

强化预防意识，在有关化学和放射性物质的工业、农业生产及使用中加强防护措施，做好劳动保护，严格操作规程。防止有害物质污染环境、水源，在某些影响造血系统的药物使用中注意选择适应证，避免滥用。

注意个人卫生，特别是皮肤及口腔卫生，给予氯己定（洗必泰）漱口，高锰酸钾溶液坐浴，以预防口腔及肛周感染。已发生感染者，在医生指导下，参照细菌培养及药敏试验，选用有效而对骨髓造血无损害的抗生素，贫血时可输浓缩红细胞、浓缩血小板或新鲜全血，出血时可给予止血药物，如酚磺乙胺（止血敏）、立止血等。

针对病因选用药物治疗：免疫抑制治疗，特别是对急性再障可选用抗人胸腺球蛋白（ATG）、抗人淋巴细胞球蛋白（ALG）或环孢素 A（CSA）；可加用刺激造血药物，常用有雄性激素，如司坦唑醇（康力龙）、十一酸睾酮等；根据中医辨证施治的原则，给予健脾温肾中药，如复方皂矾丸、再障生血丸等。

对急性型再障，也可选用异基因造血干细胞移植。

白细胞减少症

李殿青　教授

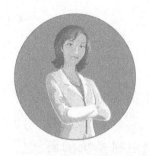

专家说病

　　白细胞减少症是由于多种病因引起的一组综合征。正常外周血中白细胞计数为（4～10）×10^9 个/升，当白细胞低于 4×10^9 个/升时，称白细胞减少症，当中性粒细胞绝对值低于 2×10^9 个/升时，称粒细胞减少症。

　　本病起病缓慢，病人可有头晕、乏力疲困、食欲减退、失眠及低热等表现。部分病人可反复感染，如口腔炎、上呼吸道感染、支气管炎、肺炎或皮肤感染。少数病人可无症状。

　　引起白细胞减少症的原因主要有以下几种：①药物：如抗肿瘤药物、解热镇痛药、镇静药、抗甲状腺药、磺胺类药物等，某些抗生素，偶尔也能引起白细胞减少。②感染：如结核、伤寒、布氏杆菌病、疟疾、严重感染所致的败血症等。近年来发现一些白细胞减少症与病毒感染有关，如 E-B 病毒、流感病毒等。③营养缺乏：叶酸、维生素 B$_{12}$ 缺乏所致的巨幼细胞性贫血。④理化因素：长期接触各种射线、苯、二甲苯等。⑤血液系统疾病：再生障碍性贫血、白血病、骨髓增生异常综合征等。⑥各种原因引发的脾大，如脾功能亢进等。

　　动态观察外周血白细胞计数及分类，做骨髓检查可了解粒细胞生成、增殖、分化、成熟破坏等情况，中性粒细胞功能状况，以便明确病因，及时治疗。

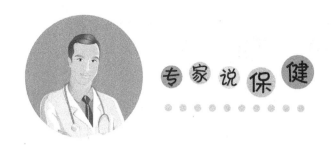

保持皮肤、口腔、肛门局部清洁。一旦发生全身或局部感染，应及时控制。对反复感染者应做咽拭子、血、尿、便培养及药物敏感试验以便明确感染的性质、部位，给予足量有效广谱抗生素治疗。即使病因未明，也应以广谱抗生素做试验性治疗。

对密切接触放射线及有害化学物质（如苯、砷）的工作人员，须建立严格的防护制度，定期检查血象。一旦出现白细胞减少，应立即停止继续接触放射线或有害物质，必要时到医院进行治疗。

使用可能引起白细胞减少的药物时，应定期检查白细胞，发现有下降趋势时，及时停药或减量。对使用抗肿瘤药物或细胞毒性药物的病人更应每周1～2次查白细胞，根据白细胞数及时减量或停用。

继发性白细胞减少，如病毒感染、伤寒，以治疗原发病为主，辅以白细胞生成药物治疗。有药物过敏史或曾发生用药后白细胞减少者，应避免使用同类药物。

可在医师指导下，选用利血生、维生素 B_4 等。如果白细胞下降较为明显，且持续时间较长可选用 GM-CSF 或 G-CSF 皮下注射。

白 血 病

范星火　副教授

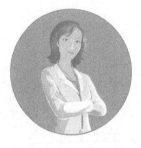

专家说病

　　白血病是造血系统疾病中的一种常见的肿瘤性疾病，俗称"血癌"，分为急性和慢性两大类。急性白血病的细胞多为原始细胞及早幼细胞，病情发展迅速，自然病程仅6个月。慢性白血病的细胞多为成熟和较成熟的细胞，病情发展慢，自然病程可为数年。

　　急性白血病又可分为急性淋巴细胞白血病（急淋）和急性非淋巴细胞白血病（急非淋）两种，临床表现大致相同，如不同程度的贫血、感染、出血、肝、脾、淋巴结肿大等。急性白血病可以是突然高热，类似"感冒"，也可以是严重的出血倾向，甚至全身衰竭。缓慢者常为脸色苍白、疲乏或轻微出血。有的病人因皮肤紫癜、月经过多或拔牙后出血难止而就医被发现。

　　慢性白血病主要分为慢性粒细胞白血病和慢性淋巴细胞白血病两种，我国主要是前者，早期表现为脾大，白细胞明显增多，晚期表现和急性白血病类似。

　　急性白血病比慢性白血病多见，约为5.5∶1；男性发病率略高于女性，约为1.18∶1。成人急白血病中以急非淋最多见，儿童中以急淋较多见。通过病史、查体、临床表现以及骨髓象检查即可确诊，必要时还可做免疫学及遗传学检查。

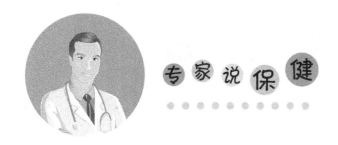

随着科学的发展、医学的进步，白血病不再是"绝症"，联合化疗使成人急非淋白血症和急淋白血病，完全缓解率分别达60％～85％和72％～77％，5年无病存活率分别达30％～40％和50％。接受骨髓移植病人半数以上可达5年无病存活，应树立与疾病作斗争的信心和勇气。

出现不明原因的发热、感染、出血、疲乏、无力、肝脾淋巴结肿大时，尽早到医院就诊，早期诊断，进行正规检查和治疗，其中包括支持治疗，如纠正贫血、抗感染、联合化疗等。尽快杀灭体内过多的白血病细胞，达到完全缓解，长期存活的目标。

有条件的话，可行骨髓移植，如异基因骨髓移植，有可能得到根治或达5年以上无病生存。

联合化疗期间，大部分病人都出现一些由药物的毒副作用引起的种种反应，如恶心、呕吐、发热等，此时除了亲友和医护人员的关怀外，最重要的是坚忍不拔的毅力与信心，坚持就是胜利。

不论化疗期间还是间歇、养病期间，都要保障充足的营养，食用富含蛋白质、维生素等食物，饮用牛奶制品或豆制品，增强体质，保障治疗顺利进行。

淋 巴 瘤

范星火　副教授

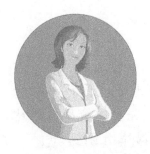

专家说病

淋巴瘤是一组起源于淋巴结或其他淋巴组织的恶性肿瘤，也是血液系统中的一个常见的肿瘤性疾病。淋巴瘤临床上分为霍奇金淋巴瘤和非霍奇金淋巴瘤两大类。

在我国，淋巴瘤的发病率城市高于农村，男性多于女性，发病年龄最小3个月，最大82岁；以20～40岁为多见，占50%左右，非霍奇金淋巴瘤约占所有淋巴瘤的90%，霍奇金淋巴瘤仅占所有淋巴瘤的10%。

淋巴瘤的临床特征为无痛性、进行性淋巴结组织增生，尤以浅表淋巴结肿大为显著，常伴有肝脾肿大，晚期有贫血、发热和恶病质表现，即全身衰竭。

对慢性、进行性、无痛性淋巴结肿大要考虑本病的可能，应尽早到医院就诊，淋巴结穿刺物涂片、淋巴结印片及病理切片检查，有助于本病的确诊。

淋巴瘤病程分4期：Ⅰ期，病变仅限于一个淋巴结区；Ⅱ期，病变累及横膈同一侧两个或更多的淋巴结区；Ⅲ期，膈上下都已有淋巴结病变；Ⅳ期，病变已侵犯多处淋巴结及淋巴结以外的部位，如累及肺、肝及骨髓等。

淋巴瘤各期又根据有无全身症状分为：A组，无全身症状；B组，有全身症状。全身症状是指发热达38℃以上连续3天、盗汗及6个月内体重减轻1/10或更多。

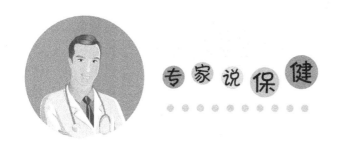

专家说保健

目前治疗淋巴瘤的策略是以化疗为主的放化疗综合治疗，尤以霍奇金淋巴瘤，早期大都能长期无病存活。非霍奇金淋巴瘤也可长期缓解或无病存活。淋巴瘤不再是不治之症，树立坚定的必胜信心，顽强地与之斗争，是十分重要的。

CD20$^+$的 B 细胞淋巴瘤可用 CD20 单抗治疗，提高了治疗效果。

60 岁以下难治的、复发的淋巴瘤能耐受大剂量化疗的病人，可以行异基因或自身骨髓移植，以求长期缓解或延长无病存活期。

淋巴瘤的疗效与治疗药物和放疗的剂量成正比，而要达到预期的疗效，除个人的意志、亲友的关爱外，不论治疗期还是间歇期，都应加强营养，保持或尽快努力克服在治疗过程中由于药物和放疗的毒副作用所产生的痛苦，如恶心、呕吐、发热等。

过敏性紫癜

张秀莲 教授

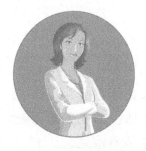

专家说病

　　过敏性紫癜是一种血管变态反应性疾病，因机体对某些致敏物质发生变态反应，导致毛细血管脆性及通透性增加，形成无菌性血管炎，引起血液外渗，产生皮肤紫癜、黏膜及某些器官出血。多见于青少年，春秋季发病较多。

　　导致过敏性紫癜的原因有：①感染：可为细菌、病毒或寄生虫等；②食物：由于人体对异性蛋白过敏所致，如鱼、虾、蟹、蛋、鸡、牛奶等；③药物：抗生素类，如青霉素、链霉素、氯霉素、头孢菌素等，解热镇痛药，如水杨酸类、保泰松、吲哚美辛等，其他如磺胺类、阿托品、异烟肼及噻嗪类利尿药等；④其他如花粉、尘埃、菌苗或疫苗接种、虫咬及寒冷刺激等。

　　临床表现以紫癜型最多见，主要表现为皮肤紫癜，成批反复发生，对称分布，双下肢为主；腹型为腹痛、腹泻、恶心、呕吐、呕血、便血等；关节型表现为大关节疼痛、肿胀、功能障碍等，但关节症状消失后不留后遗症；肾型表现为血尿、蛋白尿、水肿、高血压，少数病人迁延成慢性肾炎。以上各型可单独或混合存在，多数病人病前 1～2 周有低热、乏力、全身不适及上呼吸道感染等前驱症状，少部分病人为过敏体质。

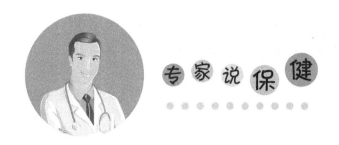

过敏性紫癜是一种良性疾病，要树立战胜疾病的信心，经过积极有效的治疗，预后是好的。平时应积极防治感染，如上呼吸道感染、扁桃体炎，驱除肠道寄生虫，如蛔虫、蛲虫等。

如发现有皮肤紫癜、不明原因的腹痛、便血、关节疼痛、肿胀、尿血等症状，应立即到医院就诊，明确诊断，以利得到早期治疗。避免可能致敏的食物及药物，如需用药应在医生的指导下使用。

本病病程一般在两周左右，预后良好。应正确认识疾病，保持良好的心态，积极战胜疾病。

治疗本病常用的药物有：糖皮质激素，如泼尼松（强的松）、地塞米松；抗组胺药，如异丙嗪、氯苯那敏（扑尔敏）、特非那定（敏迪）及钙剂等；改善血管通透性药物，如维生素C、芦丁；肾型紫癜可加用免疫抑制剂、环磷酰胺或中药等。

发病期间，注意休息、保暖，避免受凉、感冒及剧烈活动。

治疗期间饮食要清淡，避免食用任何可能导致过敏的食物，如鱼、虾、蟹等。

特发性血小板减少性紫癜

张秀莲 教授

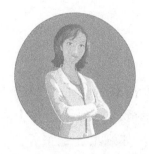

专家说病

特发性血小板减少性紫癜，是血小板免疫性破坏、外周血中血小板减少的出血性疾病。以广泛皮肤黏膜或内脏出血，血小板减少，骨髓巨核细胞发育、成熟障碍，血小板生存时间缩短及抗血小板自身抗体出现为特征。分为急性、慢性两型，前者多见于儿童，后者多见于成年女性。

发病相关的因素有以下几种。①细菌感染或病毒感染：尤其是病毒感染：大多数急性型发病前1～3周有上呼吸道感染史，慢性型常因感染而致病情加重；②免疫因素：产生抗血小板抗体，破坏自身血小板，使血小板减少；③肝、脾的作用与产生血小板抗体、破坏血小板有关；④遗传因素：有研究表明可能受基因调控；⑤其他因素：目前认为可能与雌激素有关。

临床表现为广泛的皮肤、黏膜或内脏出血，如皮肤淤点、淤斑及外伤后出血不止、鼻出血、牙龈出血、口腔黏膜及舌出血，血小板过低时可有内脏出血，如呕血、黑粪、咯血、尿血、阴道出血、甚至有颅内出血等。长期月经过多者，可出现失血性贫血。有上述出血表现者，应进一步检查血常规、骨髓象、血小板相关抗体、血小板相关补体、血小板寿命等，以明确诊断，及时得到有效的治疗。

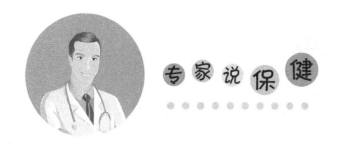

注意自我观察，发现皮肤淤点、淤斑、外伤后出血不止、鼻出血、牙龈出血、口腔血疱、不明原因月经过多等出血表现时，应立即到医院就诊，查血小板或测血小板相关抗体，以尽早得到诊治。

本病是一种良性疾病，大多预后良好。急性型有自限性，80％可自愈。仅少数迁延不愈，反复发作转为慢性型。因此，应正确对待疾病，保持良好的心态，切不可盲目惧怕，影响疾病的治疗。

应在医生的指导下进行正规治疗。血小板过低、出血严重者应卧床休息，避免外伤，使用酚磺乙胺（止血敏）等药物。

一般情况下首选药物为糖皮质激素（常用泼尼松、地塞米松），如正规治疗 3～6 个月无效或需大剂量才能维持病情或有激素使用禁忌证者可行脾切除、加用免疫抑制剂（如长春新碱、环磷酸胺、环孢素）等治疗。

对病情严重者，可行血小板悬液输注、静脉注射丙种球蛋白、血浆置换、静脉注射大剂量甲基泼尼松龙等。

治疗期间应定期复查血象，以了解血小板动态变化，决定药物的调整、增减。

传染性单核细胞增多症

张伟华　教授

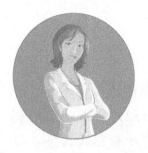

专家说病

传染性单核细胞增多症是一种由不同病毒（EB 病毒、腺病毒、巨细胞病毒等）引起的良性淋巴组织增生性疾病，是血液系统常见疾病，易发生于青少年，夏季和秋季多见。本病传染性低，甚少引起流行。

病毒侵入口咽部，并通过口腔淋巴组织进入淋巴细胞，促使淋巴细胞增生，散布全身，经 2～4 周发病，异常淋巴细胞在体内大量增生，以脾及淋巴结增生为主，肝脏受累也较常见，心、脑、肾、胰及肺均可累及，骨髓为唯一受累最少的器官，偶尔也可因自身免疫反应而出现神经系统和血液学改变。

本病临床表现呈多样化；病程可达 3 周，少数在 1 个月以上；病人常有寒战、发热、咽痛、扁桃体肿大，甚至发生呼吸困难；绝大多数伴颈部淋巴结肿大，有轻压痛，无粘连，消退较慢，腹部淋巴结受累可出现腹痛；半数病人可有肝脾肿大，有时出现黄疸；少数病人可有皮疹，在病程 3～10 天出现形态不一的皮疹，如丘疹、斑丘疹或类似麻疹及猩红热样皮疹。

实验室检查可发现：白细胞增高，分类示淋巴细胞增高达 50%～60%，异形淋巴细胞可达 10%～20%，血小板计数常减低；嗜异凝集试验阳性；抗 EB 病毒抗体阳性；肝功能异常。

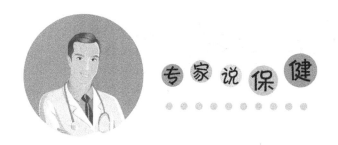

要加强体育锻炼，增加户外运动，如做操、跑步以及球类运动，以提高机体免疫力；特别是在春夏流行季节要多喝水，进食富含维生素 C 的水果、蔬菜及食物，积极预防上呼吸道病毒感染。

本病虽有一定的传染性，但传染性不强，流行时应注意隔离。

怀孕期妇女感染 EB 病毒时，对胎儿影响甚大，故应少到公共场所以及人群密集的地方活动。

本病为自限性，大多数病人能自愈。但是在急性期需卧床休息，并在医生指导下予以对症处理。例如，发热，给予物理降温及药物等退热治疗；咽痛明显继发细菌感染时，加用消炎药物。

病情严重，如出现心慌、气促、呼吸困难、黄疸、酱油样尿或浓茶水样尿、皮肤出血点、口腔血泡、鼻出血、头痛、神志异常、肝脾肿大以及肝功异常时应住院，在医生指导下进行治疗。

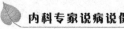

血栓性血小板减少性紫癜

张伟华 教授

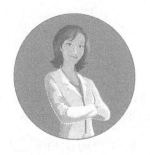

专家说病

　　血栓性血小板减少性紫癜（简称 TTP），在血液系统疾病中较为少见，近年来有增加趋势。典型的病理变化为小血管中广泛存在玻璃样血栓，使小血管阻塞。任何年龄都可发生本病，大多在 10～40 岁。年青女性稍多，且好发于育龄期。本病的预后较差，若不及时治疗，死亡率较高。

　　按病情的缓急可分为急性型、慢性型、反复发作和先天型；按病因可分为原发性和继发性两大类。找不到原因者占多数，称为原发性TTP；一部分可发生于某些生理或病理改变的基础上，如妊娠、感染、肿瘤转移以及免疫性疾病，此外某些药物也可引起本病，如肿瘤化疗药、免疫抑制剂等，称为继发性 TTP。TTP 的发病机制目前还不清楚，可能在血管内皮细胞损伤的基础上导致弥漫性血管内血小板聚集而发病。

　　本病的特点为微血管病性溶血性贫血，广泛的微循环血栓形成，血小板减少，常常伴随发热、肾功能损害及神经系统症状。

　　典型的临床表现为三联征：血小板减少所致的不同程度的皮肤紫癜和其他出血表现；微血管病性溶血表现，如贫血和黄疸；神经精神异常。有的病人可表现为五联征，除上述三联征外，可同时伴有发热和肾脏损害，如蛋白尿、管形尿及肾功能损害等。

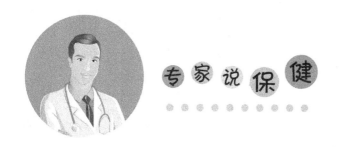

对于怀孕期的妇女，特别是怀孕后期的妇女，感染性疾病，如痢疾病人，肿瘤病人，免疫性疾病，如系统性红斑狼疮的病人，如果出现发热、头晕、面色黄白、巩膜黄染、皮肤有出血点、尿液颜色呈浓茶样、神志异常如头痛、性格改变、感觉与运动障碍、抽搐等，应尽早到医院诊治。特别是使用肿瘤化疗药物的病人、应用免疫抑制剂环孢素 A 或抗疟疾药物奎宁的病人应注意本病的发生。

患病后应到正规医院在医生指导下进行治疗，应针对不同的病因进行相应的处理。主要采取新鲜血浆输注及血浆置换，其他方法包括肾上腺皮质激素治疗、抗血小板聚集药物，甚至脾切除治疗。

保持乐观情绪，树立和疾病作斗争的信心，科学膳食，食用富含维生素、易消化的食物，保证营养供应，提高机体的免疫力，积极配合医生进行治疗。

如出血较重者，应绝对卧床休息，保持大便通畅；如口腔内有血泡时，应注意漱口，保持口腔卫生，避免吃较硬、较烫以及不干净的食物。

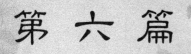

第六篇

内分泌系统疾病

1型糖尿病

杨　静　教授　齐　昊　主治医师

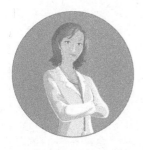

专家说病

　　1型糖尿病是指病人体内的胰岛β细胞绝大部分被破坏，任何刺激胰岛素分泌的因素均不能促使β细胞合成与分泌胰岛素，造成胰岛素的绝对缺乏，引起血糖水平显著增高的一种原发性糖尿病，占糖尿病病人总数的 5%～10%。

　　1型糖尿病的病因和发病机制较为复杂，至今还没有完全阐明，目前认为与遗传因素、环境因素和免疫机制有关。它可发生在任何年龄，但以青春期为高峰。"三多一少"的症状明显：尿糖增加导致渗透性利尿，出现尿量增多；排尿增多造成身体失水以及高血糖造成血渗透压增加可引起烦渴、多饮；体内大量糖丢失，造成易饥多食。脂肪、蛋白质分解增强，出现负氮平衡，疲乏无力，体重减轻。病人容易感染，严重者出现酮症酸中毒，需要使用胰岛素治疗维持生命。由于病人发病早、病程长，容易产生急、慢性并发症，可以累及全身各个器官。

　　由于1型糖尿病的临床表现较明显，尤其是在那些以酮症酸中毒为首发表现的病人，结合血糖检测即可确诊。实验室检查病人体内的胰岛细胞抗体（ICA）、胰岛素自身抗体（IAA）、谷氨酸脱羧酶抗体（GAD）也可以帮助诊断。

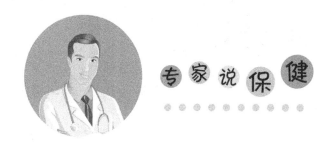

专家说保健

合理的饮食控制，做到定时定量，既保证病人的生长、发育，又要避免血糖升高或过低。

学会自我监测血糖（SMBG），每隔一段时间监测一日 7 次血糖（三餐前半小时、三餐后两小时及睡前），根据饮食、运动和血糖水平调整胰岛素的用量。

定期复诊，每 3 个月检测一次糖化血红蛋白（HbA1c），每年至少检测一次肝功能、肾功能、尿微量白蛋白、胰岛功能、血脂、眼底。对于儿童应监测身高、体重等发育状况。

由于病人体内胰岛素分泌绝对缺乏，因此，只能以外源性胰岛素终身进行替代治疗，必要时可辅以口服降糖药。但绝对不能听信某些误导性的宣传，擅自减少或放弃胰岛素的使用，否则将引起糖代谢紊乱，甚至可能有生命危险。

学会自我注射胰岛素的方法，观察和预防胰岛素不良反应。注射胰岛素常见的不良反应有：①低血糖反应：表现为头昏、心悸、多汗、饥饿甚至昏迷。应及时进食含糖食物，如糖果、饼干、含糖饮料等或静脉推注 50% 葡萄糖 20～30 毫升。②胰岛素过敏：主要表现为注射局部瘙痒、荨麻疹。③注射部位皮下脂肪萎缩或增生，应经常更换注射部位。

2型糖尿病

杨　静　教授　齐　昊　主治医师

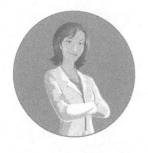

专家说病

　　2型糖尿病病人占糖尿病人总数的 90%～95%，根据最新调查，中国成人糖尿病病人总数达 9240 万。2型糖尿病的病因与遗传（多基因）因素和环境因素有关，病人体内胰岛素分泌减少和胰岛素作用减弱，导致血糖增高。不少病人有家族史，发病时年龄偏大，尤其在 45 岁以后患病率明显增高。病人通常比较胖，脂肪分布多呈中心性。许多2型糖尿病病人可以仅有血糖增高而没有临床症状，因此初次确诊时往往已合并有大血管和微血管并发症。

　　2型糖尿病对病人危害最大的是它导致的慢性并发症——大血管和微血管病变——是2型糖尿病病人致残和死亡的主要原因。2010 年中国2型糖尿病防治指南指出，住院2型糖尿病病人并发症患病率分别为：脑血管病 12.6%，心血管病 17.1%，下肢血管病 5.2%，糖尿病视网膜病变是 20%～40%，肾病为 34.7%。

　　有多尿、多饮、多食、体重减轻等"三多一少"症状者，家族成员中有糖尿病病人，现在的年龄为 45 岁或以上，已经明显超重或肥胖，曾经分娩过体重大于 4 千克的婴儿，以前被诊断过妊娠期糖尿病的，以上的人群均属于危险人群，应及时检查，确诊有无糖尿病，及时予以治疗。

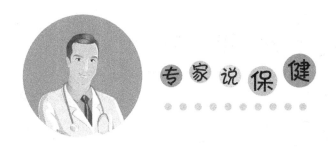

糖尿病是一种终身疾病，目前尚无有效方法予以根治，需要长期稳定地控制血糖，使其接近正常水平，避免急躁情绪，或恐惧心理，四处乱投医，恨不能"药到病除"，也不可满不在乎，忽视检查和治疗。

防止或延缓各种并发症的发生、发展，延长病人的寿命，提高病人的生活质量，注意皮肤清洁，预防感染。如果有发热、咳嗽、尿频、疖疮等情况出现应及时就诊。

应当进行全面、综合的治疗，绝不能"单打一"。严格控制饮食，定时定量，提供足够热量的平衡饮食，维持理想体重并保证生活与工作所需；适量运动，控制体重，提高胰岛素的敏感性；根据病情需要选择所用药物，或口服降糖药，或注射胰岛素，注意防治药物的低血糖等不良反应；定期监测血糖，检查肝功能、肾功能、糖化血红蛋白、血压、血脂及眼底等；定期到医院随访，接受专科医师指导，接受健康教育。以上就是 2 型糖尿病综合治疗的"五驾马车"。

不吸烟，少饮酒；通过各种方式控制体重，以增加胰岛素的敏感性；控制血压，调节血脂；预防和治疗糖尿病的各种急、慢性并发症。

垂体腺瘤

杨 静 教授 齐 昊 主治医师

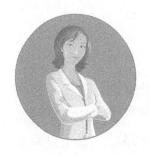

专家说病

　　垂体是人体最重要的内分泌腺体，它对调节体内各分泌腺体的平衡发展起着重要的作用。垂体内主要存在两类细胞：一类细胞具有分泌功能，可分泌生长激素、催乳素、促皮质激素、促甲状腺素、促性腺激素等激素；另一类无分泌功能。因此临床上将垂体腺瘤分为有分泌功能性腺瘤和无分泌功能性腺瘤两类。

　　垂体腺瘤增长到一定程度可产生两类症状，即压迫症状和内分泌症状。压迫症状是由于肿瘤体积增大后垂体周围组织受压所致，压迫视神经和视交叉引起视野缺损，视力下降甚至失明；压迫正常垂体出现功能低下的症状；侵犯海绵窦可出现眼球活动障碍、眼睑下垂、复视、面部麻木。

　　内分泌症状是由于肿瘤细胞产生过量激素引起的。

　　（1）生长激素细胞腺瘤：发生在儿童骨骼闭合以前，表现为巨人症，在成人则表现为肢端肥大症。

　　（2）泌乳素腺瘤：多见于20～30岁女性，典型的临床表现为闭经-溢乳-不孕三联征。

　　（3）促肾上腺皮质激素细胞腺瘤：典型的表现为"向心性肥胖"、多血质、"满月脸"和"水牛背"，但四肢瘦小。

　　（4）促性腺激素细胞腺瘤：导致性功能减退等表现。

　　（5）促甲状腺激素细胞腺瘤：导致甲状腺功能亢进等表现。

　　（6）无分泌功能的嫌色性细胞腺瘤：导致无力倦怠等表现。

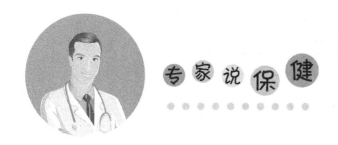

垂体腺瘤属生长缓慢的内分泌良性肿瘤，病程可达数年至十余年。它是良性肿瘤，多数病人治疗效果较好，因此不必惊慌。垂体瘤的治疗方法有多种，包括手术治疗、放射治疗和药物治疗，可根据病人具体情况选择合适的治疗方法。

对于最常见的垂体催乳素腺瘤不论是微腺瘤还是大腺瘤，都可以首选多巴胺激动剂治疗；由于微创技术的发展，手术治疗垂体催乳素腺瘤，尤其是微腺瘤的疗效已经明显提高，对于某些病人也可以作为首选治疗方案。对于药物疗效欠佳，不能耐受药物不良反应及拒绝接受药物治疗的病人应当选择手术治疗。

手术治疗有经颅、经蝶窦入路两种方法。其中经颅手术是传统的手术方式，需要打开颅骨，经过大脑的底面进行肿瘤切除，适用于晚期巨大的侵袭性垂体腺瘤。经蝶窦手术是经鼻腔将蝶骨体内的蝶窦打开到达垂体窝实施垂体瘤手术，这一术式目前国内外已普遍开展，并被逐渐列为手术治疗垂体腺瘤的首选术式，具有无需开颅、损伤小、恢复快、住院短、花费相对少等优点，绝大多数垂体瘤病人适于这种手术方式。

多数情况下放射治疗作为一种辅助治疗，有些病人也可直接进行放射治疗。随着立体定向放射外科（γ刀、X刀、质子射线）的发展，对部分选择性的催乳素腺瘤病人采用立体定向放射治疗的日渐增多。

总之，垂体瘤的治疗是比较复杂的。

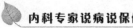

尿 崩 症

杨 静 教授 齐 昊 主治医师

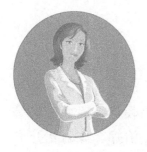

专家说病

正常人每天排尿的次数不多，少则 3～4 次，多则 5～6 次，排尿量也比较恒定，为 1500 毫升左右。而有一些病人，每天排出大量的尿液，少则 4000～5000 毫升，多则可达 1 万毫升以上，排尿次数也明显增加，即使在夜间熟睡时也会被迫起床排尿，这就是尿崩症。

正常情况下，尿液的生成过程中，肾脏会将大部分的水分回吸收，重新回到血流中，以维持血液及体液的正常浓度。在罹患尿崩症时，抗利尿激素缺乏，身体就会排出大量低比重的尿液。

尿崩症的常见原因有下丘脑-垂体部位的肿瘤、手术、外伤、感染等；有时是由于肾脏对抗利尿激素抵抗，缺乏反应；而有时尿崩症的原因不明，称为"特发性尿崩症"。

尿崩症的主要表现是排出大量尿液，24 小时尿量可达 5～10 升或更多。大量的液体丧失，使得病人发生不可遏制性的口渴，往往日夜不停地经常要放下手边工作或醒来去排尿或喝水，同时伴有双手干燥及便秘。

出现上述症状时，可做禁水试验，即禁止饮用任何液体达 8 小时之久，在这段时间内，医生会对尿液中的比重做多次测量。正常人在禁饮时，抗利尿激素会发生作用以保存水分。如果此时尿液的比重仍然很低，这就表示缺乏抗利尿激素。

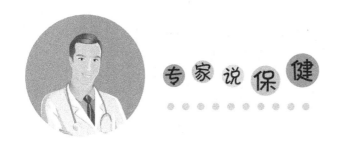

如果发现自己尿量很大，应该首先排除其他一些可能的因素，如糖尿病、泌尿系统炎症、精神性烦渴等。对于那些继发于其他疾病的尿崩症，应争取去除病因，如切除肿瘤、消炎治疗等。对原发性尿崩症，或者病因不能有效去除者，治疗目的是减少尿量，减轻口渴多饮症状。

准确记录尿量、尿比重、饮水量，观察液体出入量是否平衡以及体重变化。观察饮食情况，如有无食欲缺乏，以及便秘、发热、皮肤干燥、倦怠、睡眠不佳等症状。观察有没有脱水的症状，如头痛、恶心、呕吐、胸闷、虚脱、昏迷。

对于多尿、多饮者应给予扶助与预防脱水，根据病人的需要供应水，需要多少水就喝多少水，不能因为尿量大，怕影响工作和休息而不喝水。注意有无严重脱水表现，一旦发现要及早补液。

保持皮肤、黏膜的清洁。有便秘倾向者及早预防，养成按时大便的习惯。保障安静的睡眠环境以利休息。

在医生的指导下，严格按规定应用药物，如抗利尿激素、氢氯噻嗪、氯贝丁酯等，也可以利用一些中医中药进行治疗。

甲状旁腺功能亢进症

杨　静　教授　齐　昊　主治医师

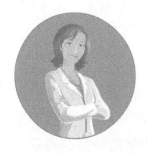

专家说病

　　甲状旁腺功能亢进症（简称"甲旁亢"）是由于甲状旁腺激素分泌过多，引起血钙增高，血磷降低，尿钙尿磷排出增多，病人出现骨骼病变、肾结石等。甲状旁腺激素分泌过多的原因主要是甲状旁腺腺瘤，其次是增生，个别为腺癌。甲状旁腺激素的分泌不再受血钙浓度的调节，而呈持续无限制地分泌，导致代谢紊乱、消化不良及抑郁症。

　　除非此病已发展到严重阶段，否则大多数的病人都不会出现任何症状。可在做常规性血钙检查，或是在做某些相关疾病的检查中被查出。经过数年之后，高钙的血液经由肾脏使尿液中的钙量增多，造成肾结石形成。

　　在甲状旁腺激素过多时，骨骼中的钙质不断地进入血液，骨骼中钙含量逐渐减少，骨质变得疏松。骨骼的坚固性明显受损，在轻微外力撞击下就会引起骨折，称为病理性骨折。骨骼系统另一主要症状是全身性骨痛，开始在腰腿部，以后发展到全身，活动受限，严重时不能起床。

　　实验室检查血钙和甲状旁腺激素，以及血管造影的特殊 X 射线照相检查，可以明确是否患有甲状旁腺功能亢进症以及病变部位。

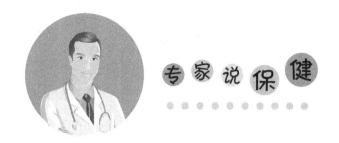

饮食中的钙摄入量以中等量为宜，既避免高钙饮食，又要避免低钙饮食，因为后者会刺激甲状旁腺激素的分泌。饮用足量的水，保持适度运动。

一旦确诊为甲状旁腺功能亢进症，不论是甲状旁腺肿瘤，或是增生，大都应该做手术治疗。腺瘤可以不止1个，应当全部切除。如果是增生病变，一般是4个甲状旁腺都出现增生，应该切除3个，另一个再切掉一部分组织，留下一部分，以免发生甲状旁腺功能减退。

如果病人不宜或暂不能手术，可采用药物治疗，双磷酸盐、激素替代疗法、选择性雌激素受体调节剂、钙模拟剂等均可应用并长期随访监测。

甲状旁腺功能亢进手术后常有不同程度的暂时性低血钙，多在24小时内发生，持续1～2天甚至3～4个月，口服补钙后可以逐渐恢复，如低血钙长期持续存在，则可能已发生甲状旁腺功能减退。需进行手术治疗，术后骨骼恢复到原来的硬度至少需要1～2年，手术后应持续补充钙剂和少量维生素D，直至骨质基本恢复正常。术后1～2周，骨痛开始减轻，在6～12个月就会得到明显改善，但是，骨结构要得到明显的修复要在2～4年后或者更久。

Graves 病

杨 静 教授 齐 昊 主治医师

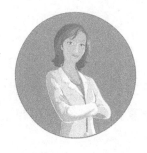

专家说病

Graves 病又被称为"毒性弥漫性甲状腺肿"，这是一种原因还不完全清楚的自身免疫性疾病。它的发病机制主要包括三个方面：遗传因素、环境因素和自身免疫。值得注意的是，突然发生的强烈的精神刺激，常常诱发本病。

Graves 病是一种内分泌系统的常见疾病，在人群中发病率很高，有报道为 1% 左右。在女性中多见，比男性多 4～6 倍，半数以上的病人年龄为 20～40 岁，儿童和老年人都有可能发病。

Graves 病病人有弥漫性的甲状腺肿大与双眼突出以及甲状腺素分泌过多而引起的全身症状，如易饿、多食消瘦；怕热、多汗、皮肤潮湿；容易激动、烦躁多虑、紧张失眠；大便次数增多、腹泻；心悸与早搏；以及女性月经紊乱，男性阳痿等。

结合临床症状，进行如 TT3、TT4、FT3、FT4、TSH、TRAb 及甲状腺摄碘率等检查，排除由其他原因，如炎症、肿瘤引起的甲亢，才能确诊为 Graves 病。其治疗方法大致分为三种：药物、手术或同位素治疗。这三种方法有各自不同的优缺点和适应证，因此应当根据病人的具体情况决定治疗方案。本病易复发，可迁延数年，须与医生密切配合治疗。同时，注意有无甲亢性心脏病、突眼、甲亢性肌病、甲亢合并周期性麻痹等并发症。

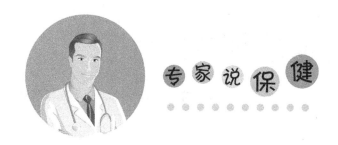

专 家 说 保 健

注意心理卫生，尤忌急躁、激动。家属要给予必要的心理疏导，消除发病或复发诱因。同时要注意休息，避免重体力劳动。

在高代谢状态未控制前，由于病人新陈代谢加快，消耗增多，因此需要进食高热量、高蛋白、高维生素饮食，保证足够的饮料。但忌饮浓茶、咖啡，戒烟戒酒。

不要以为患甲状腺疾病都要多吃海带！甲状腺功能亢进的病人禁忌含碘食物，如海带、紫菜等。含碘的药物，如中药海藻、昆布等也不相宜，否则可能加重病情。

Graves 病的药物治疗容易被病人接受，而且不易引起不可逆的损害，但是口服药物治疗的疗程较长，需要持之以恒，不可擅自停用抗甲状腺的药物与改变剂量。症状好转后尚须坚持一阶段的规律性治疗，以防复发。治疗期间按要求复查甲状腺功能及抗体等，以调整药物剂量。部分病人需手术治疗。

由于甲巯咪唑（他巴唑）等某些药物有抑制骨髓的副作用，需定期化验血常规，如果白细胞降低到一定程度，病人抵抗力下降，容易诱发感染，甚至导致生命危险。积极治疗甲亢性心脏病、突眼、甲亢性肌病、甲亢合并周期性麻痹等各种并发症等，都是很重要的。

甲状腺功能减退症

杨　静　教授　齐　昊　主治医师

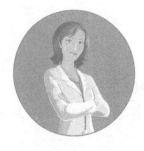

专家说病

　　甲状腺是体内最大的内分泌腺体。甲状腺细胞合成并分泌一组甲状腺激素，是人体不可缺少的激素，对葡萄糖、脂肪及蛋白质的代谢起着重要的作用，对维持细胞生命的活动至关重要。由于甲状腺激素合成和分泌减少或组织利用不足导致的全身代谢减低综合征就叫甲状腺功能减退症（简称甲减），在普通人群中患病率约为 1％，女性较男性多见。

　　甲状腺功能减退的原因主要有原发性甲减，即甲状腺本身病变，常见于自身免疫、甲状腺手术或放射碘治疗后，另一种是由于垂体或下丘脑发生疾病，导致甲状腺素缺乏。此外还有甲状腺激素在外周不发挥作用的甲状腺激素抵抗综合征。

　　甲状腺功能减退症的症状发展缓慢，一般达数月或数年。致使整个身体都会缓慢迟钝下来，自觉疲乏无力，全身疼痛，行动比平常缓慢很多。每分钟心跳可能会减为 50 次或 50 次以下（正常的心跳范围应为每分钟 60～100 次），肠肌的蠕动也会缓慢下来，结果导致经常性便秘。食欲减退，食量减少，但是体重相反却增加。对寒冷特别敏感，穿的衣服也比别人多。皮肤内会由于聚集了一种黏液似的物质而变得干燥、粗厚，颜面水肿。

　　临床表现结合化验血中的甲状腺素含量，甲状腺功能减退症不难诊断。

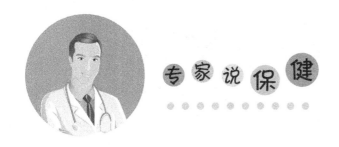

甲状腺功能减退症的治疗方法主要是甲状腺激素替代治疗，有的病人需要进行病因治疗。若是因为药物导致的甲减，减量或停用后，甲减可以自行消失；若是下丘脑或脑垂体患有肿瘤，行肿瘤切除后，甲减有可能得到不同程度的改善；若是亚急性甲状腺炎引起的甲减，亚急性甲状腺炎治愈后，甲减也会消失；若是长期缺碘引起的甲减，需补充碘的摄入。

饮食以高维生素、高蛋白、高热量为主。多吃水果、新鲜蔬菜和海带等含碘丰富的食物。

动、静结合，做适当的锻炼。注意保暖。养成每天定时大便的习惯，这样可以在一定程度上减轻便秘。

原发性甲减病人用甲状腺素片治疗，在治疗中除了根据甲减临床表现的减轻或加重，还需定期检查血清 T3、T4、促甲状腺激素的含量，根据这些检查结果，来对药量做进一步的调整。

如并发严重急性感染，有重症精神症状，胸、腹水及心包积液，顽固性心绞痛、心力衰竭、黏液性水肿性昏迷，应立即送医院治疗。

原发性醛固酮增多症

杨　静　教授　齐　昊　主治医师

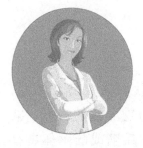

专家说病

　　原发性醛固酮增多症是指肾上腺皮质分泌过多醛固酮，而导致钠潴留，血容量增多，肾素-血管紧张素系统的活性受抑制，临床表现为高血压和低血钾的综合征群。大多数为肾上腺皮质腺瘤引起，也可为特发性醛固酮增多症和糖皮质激素可抑制性醛固酮增多症等。

　　原发性醛固酮增多症病人以高血压和低血钾为主要症状。高血压是最主要和最早出现的症状，随着病程进展，血压逐渐增高，但多呈良性过程，对一般降压治疗效果欠佳。大量醛固酮作用下，钾从尿中严重丢失，造成血钾降低。表现为以下三个方面：①肌肉：肌肉软弱无力或典型的周期性肌麻痹，受累部位多为双侧下肢，严重者四肢麻痹，甚至影响吞咽和呼吸。②心脏：长期低钾可引起心脏受累，严重者可有心律失常。③肾脏：可有多尿、夜尿增多等症。

　　如果有上述症状，就应当进一步检查血、尿醛固酮，醛固酮分泌具有昼夜节律，清晨时分泌量高而夜间睡眠时低，原发性醛固酮增多症病人血、尿醛固酮明显升高。

　　除此而外，还应当做一些特殊检查，如低钠试验、高钠试验、螺内酯（安体舒通）试验、肾素-血管紧张素测定及动态试验等。

　　在确定了原发性醛固酮增多症的诊断以后，还需要做病变的定位检查，如B超、肾上腺CT、MRI、肾上腺扫描及血管造影等。

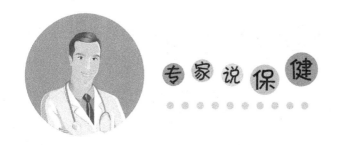

原发性醛固酮增多症的治疗分手术治疗和药物治疗两个方面。腺瘤手术效果好，增生型可行肾上腺次全切除术或药物治疗，特发性醛固酮增多症需药物治疗。如果临床难以确定是腺瘤或增生，可行手术探查，也可用药物治疗并随访病情发展。

在手术治疗前应做适当的准备，纠正电解质代谢紊乱，使血钾恢复正常。血压特别高，高钠低钾严重者，应当给予低盐饮食，予氯化钾每日 4～6 克，分次口服，或螺内酯（安体舒通）80～100 毫克，每日 3～4 次，待血钾恢复、血压下降后逐渐减量。术前安体舒通的降压效果常可预测手术的疗效，降压效果较好者术后疗效佳。注意术前不宜用利血平（利舍平）类使体内儿茶酚胺耗损的降压药，可短期使用适量的肾上腺皮质激素，防止术后皮质功能不足的发生。

对原发性醛固酮增多症病人的药物治疗包括以下四个方面。①醛固酮拮抗剂：螺内酯化学结构类似醛固酮，可拮抗醛固酮对肾小管的作用。②血管紧张素转换酶抑制剂：可使醛固酮分泌减少，改善钾的平衡。③氨鲁米特：使肾上腺皮质激素的合成受到抑制。④糖皮质激素：地塞米松对糖皮质激素可抑制性醛固酮增多症有效。

嗜铬细胞瘤

杨 静 教授 齐 昊 主治医师

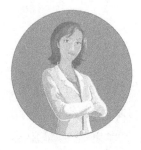

专家说病

　　嗜铬细胞瘤是肾上腺髓质的一种肿瘤，也可以见于身体的其他一些组织，它通过分泌儿茶酚胺可以导致高血压。通常这种肿瘤是良性的，最容易发生在 20～50 岁的人群中。

　　嗜铬细胞瘤最突出的表现是高血压，可以是阵发性的，也可以是持续性的。在整个高血压病人中约 1/1000 是由于嗜铬细胞瘤引起的。常见的症状和体征是心动过速、多汗、体位性低血压、呼吸加速、皮肤潮红、冷和湿冷、严重头痛、心绞痛、心悸、恶心、呕吐、上腹部疼痛、视力障碍、气急、感觉异常、便秘和濒临死亡感。其中头痛、心悸、多汗是最常见的三联征。在临床上，往往可以因为在体格检查的时候触及肿瘤、体位改变、腹部压迫或按摩、诱导麻醉、情绪伤害、β 受体阻滞剂等促发阵发性发作，如果肿瘤生长在膀胱，可以因为排尿而诱发。

　　除非在发作期间，否则除了高血压以外，体格检查时没有明显的异常体征。

　　如果怀疑有嗜铬细胞瘤，需要做进一步的化验和检查。嗜铬细胞瘤病人血、尿中儿茶酚胺及其代谢产物排泄呈间歇性增加。目前一些功能检查，如冷加压试验、胰高血糖素实验、酚妥拉明实验等在临床上已较少应用。

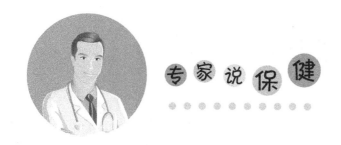

对于嗜铬细胞瘤病人而言，外科肿瘤切除是首选治疗。通常可能需等病人恢复到最适健康状态再进行手术，因此手术前应当常规给予药物治疗，控制血压和临床症状，以保证手术成功。临床上手术前一般应用 α 受体阻滞剂，如哌唑嗪，必要时加用 β 受体阻滞剂，还可以适当补充血容量。

在手术前如果嗜铬细胞瘤病人出现高血压危象，也就是血压急剧升高的时候，应当紧急予以治疗，可以将病人的床头抬高，保持安静，并立即静脉注射酚妥拉明，反复应用直到血压得到满意控制并保持平稳。

在手术中应当密切关注血压、心率、心律、心电图的变化，在肿瘤没有切除的时候要注意高血压的发作，在肿瘤切除以后要特别小心低血压的发生，如果处置不当，甚至有生命危险。

在手术后还应当观察血压的变化，以判断手术的效果，制订下一步的治疗方案。

对于恶性嗜铬细胞瘤，应该用 α 受体阻滞剂、β 受体阻滞剂和甲基酪氨酸治疗。后者可抑制酪氨酸羟化酶，使血压下降。即使肿瘤持续生长，但血压可以得到控制。

希恩综合征

杨 静 教授 齐 昊 主治医师

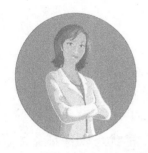

专家说病

因大出血特别是产后大出血伴有休克时，可使因妊娠而增生肥大的脑垂体出现血液供应障碍，脑垂体组织缺血坏死，随之出现垂体功能减退和长期闭经，称为希恩综合征。

垂体功能减退时，不但使促性腺激素分泌减少，还可同时影响促甲状腺素及促肾上腺皮质激素的分泌，由于对甲状腺、肾上腺、性腺这三个主要内分泌腺影响的程度不同，而有不同的临床表现。

生长激素（GH）缺乏表现为低血糖，促甲状腺素（TSH）缺乏呈现黏液性水肿，促肾上腺皮质激素（ACTH）缺乏则表现为类阿狄森氏病症象、低血压、低体温、心动过缓、易感染和并发休克，但潴钠功能正常。如果主要影响促性腺激素的分泌，则表现为闭经、第二性征及生殖器萎缩。

如果三者同时受到影响，则临床表现为闭经、消瘦、怕冷、乏力、性欲减退、毛发脱落、第二性征及生殖器官萎缩、产后乳汁分泌减少。

如果病人有产后大出血和休克的病史，在随后的几年中有相关垂体激素缺乏症状，就需要到医院进行进一步检查，通过对各个轴激素的测定，如果都明显低于正常值，就可对希恩综合征做出较明确的诊断。

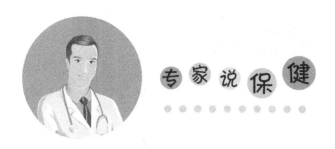

由于希恩综合征的病人垂体功能减退，导致甲状腺、肾上腺、性腺这三个主要内分泌腺的功能均降低，因此应当对这三个腺体分泌的激素均加以补充，最终目标是使之接近正常激素的分泌模式，满足机体正常的生理需要。

对于肾上腺皮质激素的替代治疗，可以每日给予可的松、氢化可的松12.5～37.5毫克，或泼尼松5～7.5毫克，分清晨和午后两次服用，早晨用2/3量，午后用1/3量。遇到应激情况（如感染、手术、外伤、分娩等）应将用量临时加大2～3倍，严重时按危象处理。垂体功能减退病人，大多无需用盐皮质激素。

对于甲状腺激素的替代治疗，可以给予L-甲状腺素片，从每日50微克开始，逐渐增加至100～200微克。也可口服甲状腺片。

对于性激素的替代治疗，治疗措施及能否受孕取决于垂体受累的程度。①受累程度轻可不治疗，或根据其体内雌激素水平用药物诱发排卵恢复月经，使之受孕。②如受累程度重，可考虑应用人绝经期促性腺激素/人绒毛膜促性腺激素（HMG/HCG）行垂体替代治疗，以诱发排卵并争取受孕。

低 血 糖 症

杨 静 教授 齐 昊 主治医师

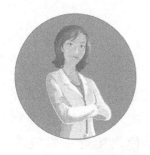

专家说病

低血糖症是指血浆葡萄糖浓度低于正常的一种临床现象，病因很多，发病机理也很复杂。可以分为血糖利用过度和血糖生成不足，临床常见的有胰岛素瘤、糖尿病病人药物过量、肝病、机体分泌激素不足、反应性低血糖等。当一个成年人的血浆葡萄糖浓度低于3.0毫摩尔/升时，可以认为血糖过低，但是否出现临床症状，个体差异非常大。

由于血浆葡萄糖是脑细胞能量的主要来源，短暂的低血糖可以导致脑功能不全，而严重和持续时间较长的低血糖则可以引起脑死亡，因此，机体必须维持血浆葡萄糖浓度在一个很小的范围内波动，既不能过高，也不能过低。

根据生化指标和临床表现，低血糖在临床上有各种不同的情况。低血糖症：血糖水平低于3.0毫摩尔/升，同时有临床症状；低血糖：单指血糖水平低于3.0毫摩尔/升的情况，如果没有症状，被称为无症状性低血糖，这是由于血糖水平下降较慢，病人对其适应的结果；低血糖反应：指病人有临床症状，但血糖并不低，这是由于血糖水平下降较快，机体没有适应的结果。

可以根据以下"三联征"确定有无低血糖症：①空腹和运动促使低血糖的症状发作，如头昏、心慌、出汗、手抖等；②发作时血糖低于3.0毫摩尔/升；③供糖后低血糖症状迅速缓解。之后，必须再做进一步的检查以明确病因。

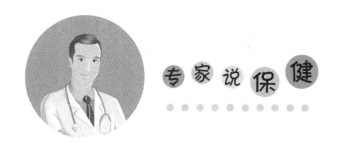

少食多餐，多进低糖、高蛋白、高脂饮食，以减少对胰岛素分泌的刺激作用。有时为了避免清晨低血糖，病人应在夜间加餐。

提倡适度的运动，运动前适量进餐，运动中如果发现有不适的表现，及时停止，补充食物或含糖饮料。避免在空腹的时候进行运动，或进行长时间、剧烈的运动，以避免血糖利用过度，引起低血糖。

在有头昏、心慌、出汗、手抖，惊厥或发作性神经精神症状，不明原因的昏迷以及应用口服降糖药或胰岛素的糖尿病病人，应提高警惕，及时到医院就诊。

对于低血糖发作甚至昏迷的病人，应予各种方式迅速解除紧急状态，如进食饼干、糖果、巧克力、含糖饮料，迅速就餐，口服或注射葡萄糖、胰高血糖素、糖皮质激素等。

对于器质性低血糖症，切除胰岛素瘤或胰外的肿瘤等；对于功能性的低血糖症，则应消除焦虑情绪，改善进餐方式，减少对神经和胰岛的刺激；对于外源性的低血糖症，须调整药物剂量。总之，有效的对症、对因治疗，对长期的预后至关重要。

肥 胖 症

杨 静 教授 齐 昊 主治医师

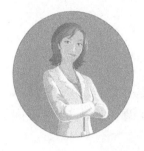

专家说病

肥胖症是指体内脂肪堆积过多和（或）分布异常，当进食热量多于人体消耗量时，就以脂肪形式储存于体内，导致体重逐渐增加，是最常见的营养失衡性疾病。

肥胖的机理尚未完全阐明，往往与遗传、神经精神、内分泌调节失调等有关，可见于任何年龄。另外，肥胖症也是多种复杂情况的综合体，它常与 2 型糖尿病、高血压、血脂异常、缺血性心脏病等集中出现，因而它又是一个慢性的代谢异常疾病。

判断一个人的体重是否超过标准时，可以采用公式计算。标准体重（千克）＝身高（厘米）－105，体重超过标准体重 10％时称超重，超过 20％时称肥胖。肥胖症又可分为轻、中、重三种程度：轻度肥胖为超重 20％～30％，中度肥胖为超重 30％～50％，重度肥胖为超重＞50％。体重指数（BMI）超过 24 为中国成人超重的界限，28 为肥胖的界限，男性腰围超过 85 厘米，女性腰围超过 80 厘米为腹部脂肪蓄积的界限。

轻度肥胖者没有任何症状，而中、重度肥胖可对呼吸、消化、心血管、内分泌等系统产生不良影响，出现各种不同的疾病，如高血压、冠状动脉粥样硬化性心脏病、高脂血症、胆囊炎、胆石症、糖尿病、肺功能不全等。

肥胖症在全世界越来越普遍，它将削弱机体抵抗力，增加死亡率，成为 21 世纪许多心血管、内分泌系统疾病的罪魁祸首，加紧对肥胖的研究成为医学界的热点之一。

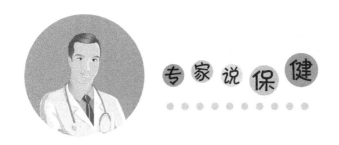

肥胖病的综合治疗包括饮食治疗、体疗、药物治疗、外科治疗及中医治疗等，其中饮食治疗和体疗是最基本的、必不可少的治疗措施，其他均为辅助治疗。

严格控制饮食，肥胖病病人总的讲是入大于出，要减轻体重，必须做到出大于入。低热量饮食是原则，产热能高的脂肪必须限制。由于碳水化合物在粮食中含量较高，故粮食入量需严格控制。蛋白质比例可适当提高：轻度肥胖的病人，仅需限制脂肪、糖类，使摄入的总热量低于消耗量；中度以上的肥胖者应严格限制热卡，每日每千克体重15～20千卡，但蛋白质不宜过少，同时多吃蔬菜，以减少饥饿感。

多参加体育锻炼，推荐散步、慢跑、骑自行车、做操等活动，如果有条件，可在健身教练的指导下进行。在体疗及日常锻炼中应注意循序渐进，从适合自己的活动开始，逐渐增加活动量。另外，体育锻炼贵在坚持，时断时续疗效常可互相抵消，对心、肺、脑功能也无益，反而有时会加重其病变。

发现肥胖，应到医院检查，排除因其他疾病引起的肥胖。对减肥药物的应用应慎重，最好在医生指导下用药。要注意药物对中枢神经、心血管系统的副作用。

骨质疏松症

杨 静 教授 齐 昊 主治医师

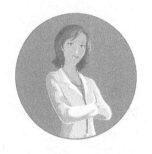

专家说病

随着年龄的增加，伴随而来的腰酸、背痛、弯腰、驼背等现象，在过去认为是自然现象，但实际上是一种老年性疾病——骨质疏松症，是一种全身性疾病，以骨密度降低、骨组织细微结构变性、易于骨折为特点。一般人约从 25 岁起，骨质量逐渐降低，这是正常的老化过程。有时骨质减少的速度受一些因素影响而加快，当骨密度减少至一定程度就会出现病变。

引起骨质疏松症的原因很多，主要有：①随着年龄的增长，激素分泌减少；妇女停经、切除卵巢、各种内分泌疾病；②饮食习惯不良，偏食，长期钙摄入不足；③抽烟、酗酒、过量喝茶或咖啡；④运动量不足，长期坐办公室、久病卧床；⑤服用类固醇药物等。

临床表现以疼痛最为常见：多为腰背酸痛，其次为肩背、颈部或腕踝部，可因坐位、立位、卧位或翻身时疼痛，时好时坏。严重一些表现为骨骼变形：弯腰、驼背、身材变矮。易骨折，常见骨折部位是脊椎骨、腕部和髋骨。

如有骨骼疾病的家族史、肤色白皙、骨架较小、体脂肪较少、40岁以上、已切除卵巢、未生过小孩、对乳制品过敏，存在上述危险因素的病人，应及时至医院就诊，化验血钙、磷、碱性磷酸酶、骨钙素、甲状旁腺素，检查骨 X 射线和骨密度，以便早日明确诊断，对症治疗。

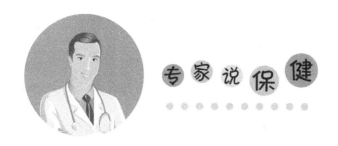

青少年时期就要注意进行规则的运动，成年人、绝经后妇女、老年人也要适量运动，如散步、慢跑、踢腿、弯腰或一些保健操等，均有利于骨量的维持。

饮食方面，要摄取足够的钙质，常饮牛奶，补充必要的钙剂；熬骨头汤时加些醋，可帮助溶解骨头中的钙；摄取足够的维生素D，以帮助吸收钙质；戒烟、限酒、少喝咖啡，不要吃太多的肉，以免蛋白质促使钙质排出，而导致钙质流失。

适度地晒太阳，这样可以促进钙质的吸收。

平时增强自我保健意识，注意保护视力。生活中注意保护自己，尽量防止跌倒，以免引起骨折。

骨质疏松症的临床表现为疼痛、驼背等。可采用药物疗法、物理疗法、运动疗法、营养疗法等进行对症处理。

引起骨质疏松的原因很多，治疗时首先要去除病因，特别是由内分泌及代谢原因引起的，一旦控制住病因，病情可逐渐好转。所以，在治疗骨质疏松之前，尽力找出致病原因，然后有针对性地采取治疗措施。在医生的指导下，服用骨转换抑制剂、骨形成刺激剂等药物。在急性骨折期间，需要卧床休息并做相应的治疗。

皮质醇增多症

杨 静 教授 齐 昊 主治医师

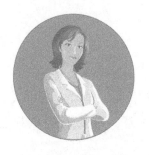

专家说病

皮质醇增多症，又称作"柯兴氏综合征"，是由于肾上腺分泌过量的皮质醇引起的症候群。这种情况可能是由于垂体或垂体以外的组织分泌激素刺激肾上腺，也可能是由于肾上腺本身的肿瘤引起的。如果肿瘤长在垂体上，引发的疾病就叫柯兴氏病（而非柯兴氏综合征）。

这种疾病的症状通常在数月内出现。首先，脸部会变得比平常胖一些，显得又圆又红；在两个肩胛骨之间常会发展出一块脂肪垫来，看起来显得圆圆的；身体也会变得肥胖一些，尤其是腹部，以上俗称"满月脸，水牛背，悬垂腹"。其次，脸上会有痤疮；双臂及腿部肌肉会逐渐萎缩，感觉无力、疲乏；皮肤会出现斑点，有时腋下、大腿会出现紫纹；骨骼会变得很单薄，容易折断；男性会有阳痿，女性月经稀少或闭经；有时有抑郁等精神症状。

经化验检查确定有无本病。如有，则需进一步检查以确定病因。最常见的原因是由于下丘脑-垂体释放促肾上腺皮质激素过多而引起肾上腺皮质增生所致，占本病的70%左右。其次是患有肾上腺腺瘤，包括肾上腺皮质腺瘤和癌。还有一些是因为垂体、肾上腺以外的肿瘤产生具有促肾上腺皮质激素活性的物质，刺激肾上腺皮质增生所致。另外由于应用激素还可以造成医源性的皮质醇增多症。

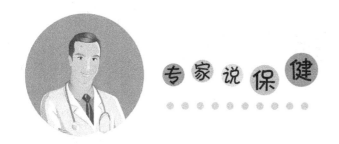

观察有无皮肤干燥、皮下出血、痤疮、创伤化脓、腹部、大腿的紫纹、水肿、多毛、肌力低下、乏力、疲劳感、骨质疏松与病理性骨折等，尽早到医院就治。

预防感染，保持皮肤清洁，勤沐浴，换衣裤，保持床的平整清洁。做好口腔、会阴护理。

出现烦躁不安，异常兴奋或抑郁状态时，家属要注意严加看护，防止坠床，用床档或用约束带保护病人，不宜在病人身边放置危险品，避免刺激性言行，观察精神症状与防止发生事故。

宜食高蛋白、高维生素，低脂、低钠、高钾的食物，每餐不宜过多或过少，要均匀进餐。

治疗方法主要有三种。①手术治疗：为首选治疗方法。肾上腺皮质腺瘤和皮质癌一经诊断明确，应该尽早手术切除。②放射治疗：适用于垂体促肾上腺皮质激素腺瘤术后、肾上腺皮质癌术后及失去手术机会的异位分泌促肾上腺皮质激素肿瘤。③药物治疗：阻断皮质醇合成的药物，如甲吡酮、氨鲁米特；抑制促肾上腺皮质激素分泌的药物，如赛庚啶、溴隐亭，不宜擅自减药或停药。

痛 风

杨 静 教授 齐 昊 主治医师

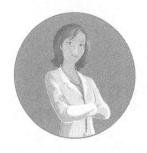

专家说病

痛风是一种由于长期嘌呤代谢障碍，血清中尿酸生成过多或排泄率降低，血尿酸增高引起组织损伤的疾病。多见于 40 岁以上的中老年人，其中男性约占 95％，而女性往往在更年期后发病，常有家族遗传史。

痛风是营养过度丰富的"产品"，病人以肥胖者占多。主要是进食过量高嘌呤、高胆固醇的食物，如虾等海产品，同时，在肾脏功能偏差的情况下，即会导致体内尿酸的沉积，积累的多了就会出现临床症状。

痛风的表现是多种多样的。早期，病人可仅有血尿酸增高，而没有任何症状；继之尿酸沉积在病人的关节里，就会引起炎症反应，常常在午夜发病，因拇趾疼痛而惊醒。以后可以出现指、踝、跟、膝、腕、肘等关节的红、肿、热、痛和活动受限；如果这种急性关节炎反复发作，就会越来越频繁，间歇期缩短，疼痛日益加剧，最后出现关节畸形；此外，还会因为肾排泄尿酸增多而导致肾结石。

如果有上述典型的关节炎表现，可初步考虑为痛风，结合血尿酸的测定，关节腔穿刺，受累关节的 X 射线检查就可以明确诊断。急性期诊断有困难的，可以应用秋水仙碱做诊断性治疗，如果是痛风，症状往往会迅速缓解。

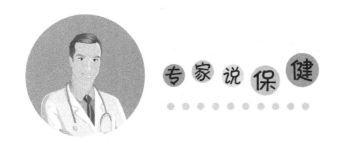

专家说保健

"痛风"过去称之为"皇家疾病",而现代人由于生活方式的变化,生活水平的提高,使之在人群中的发病率一直呈上升趋势。由于在目前还没有很好的方法根治,就需要在很多方面加以注意。

科学膳食,戒烟戒酒,防止过胖;限制蛋白质、糖类的摄入;避免含高嘌呤的食物,如鱼、内脏、肉汁、贻贝、芦笋、干豆、扁豆、白花椰菜、菇类、燕麦片、虾贝类、菠菜、全麦面包、酵母菌、肉、鸡、鸭等,避免生成高尿酸。及时补充大量水分,以利尿酸排出,同时可避免痛风引起的肾结石。有些食物是有益的,如高钾质食物(如香蕉、西兰花、西芹等);另外用桑寄生煲糖水,苹果醋加蜜糖等,具有行气活血、舒筋活络之功效。

避免损伤关节、感染、过度疲劳、穿鞋过紧等诱发因素。急性发病时应绝对卧床休息,抬高患肢,避免受累关节负重,休息至关节疼痛缓解72小时后才能开始恢复活动。在医生指导下;应用秋水仙碱、吲哚美辛(消炎痛)、激素等治疗。尽量使血尿酸维持在正常范围。

亚急性甲状腺炎

杨 静 教授 齐 昊 主治医师

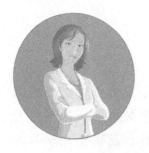

专家说病

亚急性甲状腺炎是由于病毒感染后甲状腺发生了变态反应的一种非化脓性的炎症。它发病比较急，但因为病程明显长于急性甲状腺炎，又明显短于慢性淋巴性甲状腺炎，故将其视为亚急性炎症。可以导致这种疾病的病毒很多，像柯萨奇病毒、流感病毒、腮腺炎病毒、腺病毒等都是罪魁祸首。

亚急性甲状腺炎的临床表现：①发病前 1～3 周有感冒表现，如打喷嚏、流鼻涕等。②颈部疼痛。在甲状腺部位摸到包块，质地较硬，有压痛。③发热，多为中度发热（38～38.9℃），少数为高热（39℃以上）。④心慌、出汗、怕热、消瘦、食欲亢进、情绪激动及全身乏力等。

实验室检查主要表现有血沉明显增快，血清 T3、T4 增高，甲状腺摄 ^{131}I 率明显降低。

亚急性甲状腺炎的变化过程分为 4 期。第一期：甲状腺功能亢进期，一般持续 2～6 周；第二期：甲亢消失期，一般 4 周左右；第三期：甲状腺功能减退期，一般持续 2～4 个月；第四期：正常期，即完全恢复正常。

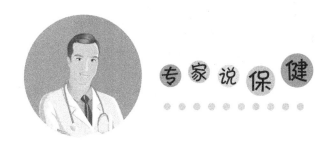

亚急性甲状腺炎是一种自限性的疾病，可以自行缓解，但是，有时由于症状给病人带来的痛苦，也需要相应的治疗。

在医生指导下药物治疗。症状比较轻的病人，可以用一些非甾体类消炎药，如吲哚美辛等，如果症状比较重，可以用肾上腺皮质激素，如泼尼松、氢化可的松、地塞米松等。肾上腺皮质激素是缓解症状及减轻炎症反应最有效的治疗。一般常用的药物是泼尼松，持续治疗 2～4 周，症状完全控制（体温降至正常，甲状腺疼痛消失，包块基本消失，血沉降至正常），用量逐渐减少，一般每 5～7 日，减量一次，在 2～3 个月可以停止用药。减量不能减得太快，更不能突然停止用药，否则病情容易反复。

如果有心慌，及时看医生，加用一些普萘洛尔（心得安）类的药物，以减慢心率。

如果在病情发展过程中有明显的甲状腺功能减退，应加用甲状腺片治疗，具体用多少剂量、用多长时间应该听从医生的指导。

周期性麻痹

杨 静 教授 齐 昊 主治医师

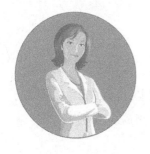

专家说病

　　周期性麻痹（也称周期性瘫痪）是以反复发作的骨骼肌弛缓性瘫痪或无力为特征、多与钾离子代谢有关的一组疾病。发作时多见血钾减低，也有高血钾型或正常血钾型。有一些伴发于甲亢、肾衰竭代谢性疾病。

　　在任何年龄都可发病，以 20～40 岁多见。疲劳、受凉、酗酒、饱餐、精神刺激为常见诱因。常在夜间睡眠或清晨起床时，肢体肌肉对称性无力或完全瘫痪，可伴有肢体酸胀、针刺感等。瘫痪的肢体近端重于远端，下肢重于上肢，数小时至 1～2 天内达高峰。少数严重病人可发生呼吸肌麻痹、心动过速或过缓、室性早搏等心律失常和血压增高而危及生命。脑神经支配肌一般不受影响。发作数小时至数日逐渐恢复，瘫痪最早的肌肉先恢复。发作频率不等，数周或数月一次，发作间歇一切正常。

　　在发作时病人神志清楚，吞咽、咀嚼、发音、眼球活动正常。瘫痪肢体肌张力低，腱反射减低或消失。

　　如果是低钾性周期性麻痹发作，血钾低于 3.5 毫摩尔/升以下，心电图呈 U 波增高、ST 段下移、T 波低平倒置等表现。

　　对低钾型周期性麻痹诊断有困难时，可行葡萄糖诱发试验，即口服葡萄糖 100 克半小时左右出现四肢无力或瘫痪为阳性。

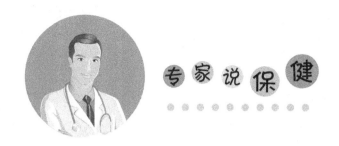

对于确诊了周期性麻痹的病人，应该避免各种诱发因素，如疲劳、受凉、酗酒、饱餐、精神刺激等，可减少复发。此外要注意避免高空、驾驶等有可能带来危险的工作。

如果是低钾性周期性麻痹，发作时应该口服 10％氯化钾注射液 30～40 毫升。24 小时内再分次口服，总量不超过 100 毫升。病情重者可用 10％氯化钾注射液 30 毫升加入 5％葡萄糖液或生理盐水 1000 毫升中静滴，每小时输入不超过 1 克氯化钾。

对发作频繁者，发作间期可选用钾盐（如补达秀、果味钾等）1 克，每日 3 次口服；螺内酯 20 毫克，每日 2 次，以预防发作。

如果是由于甲状腺功能亢进引起的，应同时治疗甲亢，以减少钾离子在细胞内外的分布异常。

高钾性周期性麻痹发作时，以 10％葡萄糖酸钙注射液 10～20 毫升，缓慢静脉注射，或口服葡萄糖 2 克/千克体重并皮下注射胰岛素 10～20 单位；或给 10％葡萄糖注射液 500 毫升加胰岛素 10～20 单位静滴。

正常血钾性周期性麻痹发作时，用大剂量生理盐水静滴使麻痹恢复。间歇期可给氟氢可的松。

第七篇

风湿免疫系统疾病

风湿性疾病

贺 抗 教授

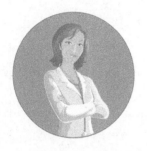 专家说病

风湿性疾病（简称"风湿病"）是一组以内科治疗为主的肌肉骨骼系统疾病，包括弥漫性结缔组织病及各种病因引起关节和关节周围软组织的病变一组疾病。类风湿关节炎患病率为 0.32％，强直性脊柱炎为 0.25％，红斑狼疮为 0.07％。发病原因有感染性（如淋球菌性关节炎）、反应性（如风湿性关节炎）、免疫性（如类风湿关节炎、红斑狼疮、硬皮病）、代谢性（如痛风）、退行性（如骨关节炎）等。弥漫性结缔组织病，简称结缔组织病，是风湿性疾病中的一大类，把它理解为只包括风湿性关节炎和类风湿性关节炎是不全面的。

风湿病的共同特点有以下几方面。

（1）属自身免疫性疾病，是指免疫系统丧失了对自身组织的耐受性，以致其淋巴细胞对自身组织出现免疫反应，并导致全身器官和组织的损伤。

（2）以血管和结缔组织慢性炎症为病理基础。

（3）病变累及多个系统。

（4）糖皮质激素治疗有效。

（5）属疑难杂症，只有早期诊断、治疗恰当，才会改善。

血清免疫学、X 射线、CT 等检查有助于诊断。血管造影检查，不仅可以明确诊断结节性多动脉炎和大动脉炎，且可得知病变范围。活组织病理切片检查，对干燥综合征和狼疮肾的诊断有决定性意义。

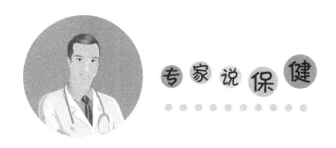

保持乐观情绪，采取"既来之，则安之"的态度，正确对待疾病。患病后要到正规医院诊治，不能听信广告和商家的宣传，便擅自进行治疗，更不可迷信什么。

克服对化疗药物的恐惧心理，强调早期诊断，早期使用免疫抑制剂和慢作用药物。以求阻断免疫反应的进展，扭转疾病发展势态。

治疗目的是防止关节破坏及残疾。治疗多系统损害，最大限度地保护病人的生活、劳动和工作能力。使之和正常人一样结婚、生子。

病人应掌握自己所患疾病的基本知识，了解自己所用药物的治疗作用和毒性反应，及时调整治疗。

抗风湿药分两大类，可在医生指导下使用：①非甾体抗炎药及糖皮质激素，控制症状、止痛、消肿及退热。②控制疾病进展的药物，如甲氨蝶呤、硫唑嘌呤、环磷酰胺、来氟米特及生物制剂等。只控制症状是不够的，拒绝使用慢作用药会导致病情发展、器官损害、残疾形成。这类药物毒性较大，长期服用应监测血象、肝、肾功能，及时调整药物，部分病人需外科矫形或手术治疗。

类风湿关节炎

贺 抗 教授

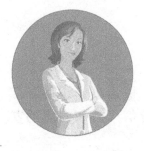

专家说病

类风湿关节炎，属于世界顽疾，被称为"不要命的肿瘤"，是全球首位引起残疾的慢性病。其病因尚不明确，各年龄组皆可发病。中年女性及老年人为高发人群，患病率分别为 0.24% 和 4.9%。该病导致残疾的发生率高。

典型临床症状为炎症性、进行性、对称性及破坏性的多关节改变。主要表现为关节疼痛伴晨僵、关节变形、肌肉萎缩形成挛缩畸形。也可有关节外表现，如贫血、血小板增多，合并肺炎、胸膜炎、心包炎或心瓣膜病等。病程形式有三种：①70% 的病人发作一次后或为间歇发作，中间短暂缓解，或为轻重起伏，从无缓解，而持续终生。②10% 的病人为"恶性类风湿"，病情逐渐发展、加重，终致残疾或死亡。这类病人应早期诊断、积极治疗，以挽救生命。③20% 的病人发作一次后缓解数年或终生不再发，以达根治的目的。

检查方法：类风湿因子、抗环瓜氨酸抗体、血沉等测定及 X 射线摄片检查。

1987 年美国风湿学会拟订本病的诊断标准：晨僵，三个或三个以上的关节肿，腕、掌、指关节肿，对称性关节肿，皮下结节，手 X 射线改变（骨质疏松和关节间隙狭窄），类风湿因子阳性。具备 4 项者即可诊断。

2009 年 ACR 和欧洲抗风湿病联盟（EULAR）提出新的类风湿关节炎分类标准：至少一个关节肿痛，并有滑膜炎的证据，同时排除其他疾病引起的关节炎，并有典型的放射学骨破坏的改变，可诊断为 RA。

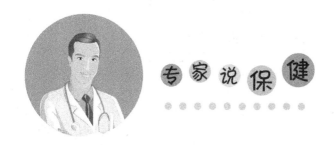

一定要在水准较高的医院进行确诊。不能根据关节红肿、疼痛、变形而自认为患有"类风湿"，随广告导向，在药店购药，更不能去看"江湖医生"，以免延误早期治疗时机，导致残疾。

急性期应卧床休息、制动，但可在护理人员帮助下洗澡，并进行被动运动练习。恢复及慢性期，行功能锻炼，以防止关节畸形。

病人及家属均应学习有关医学知识，消除恐惧及忧虑，保持乐观的心态。

20世纪90年代治疗类风湿的新战略为：早期确定诊断，早期治疗，新药的使用，联合用药及远期（5～10年）观察结局。抗炎止痛的非甾体药品与改变病程的免疫抑制药联合应用，治疗类风湿关节炎，最重要的是早期应用慢作用药，即免疫抑制药。减轻关节疼痛，改善关节功能，使疾病停止，向缓解的方面发展，不留后遗症。目前国际上较多首选甲氨蝶呤，尽管其有一定毒副作用，但可扭转病势，延缓残疾。

残疾病人行关节置换、肌腱再造、滑膜切除等手术治疗，恢复关节功能，使其生活自理。

强直性脊柱炎

贺 抗 教授

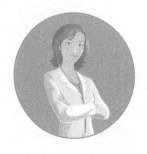

专家说病

强直性脊柱炎，是一种主要累及脊柱和骶髂关节的全身性免疫性疾病。多见于青壮年，发病高峰年龄为 20～40 岁，40 岁以后很少发病。男性多见，男女之比为（5～8）：1。我国患病率为 0.3%。具有明显的家族遗传性。该病是一种古老的疾病，是青壮年致残的病因，但引起世人注意只有 20 年。常被看做是一个预后好的"良性疾病"，临床多为慢性进展性致残。病人虽有关节疼痛，但可从事一般工作和正常生活，寿命同正常人。

临床表现为伴有或不伴有脊柱炎的骶髂关节炎；非对称性周围（四肢）关节炎；附着点炎。90%病人下腰疼痛和（或）腰骶部疼痛或不适，部分病人表现为腹股沟处疼痛，而长期被误诊附件炎或前列腺炎。疼痛呈持续性，休息不能缓解，且伴晨僵，活动反而使疼痛减轻。30%～50%非对称性全身大小关节疼痛，下肢多于上肢，大关节多于小关节。附着点炎为关节周围的肌腱、肌肉、韧带附着点疼痛和肿胀，可表现为胸疼、足跟疼。部分病人在病初 10 年后，脊柱关节强直变形且关节功能部分丧失而致残。85%的病人反复发作关节疼痛可长达 20 年。

虹膜睫状体炎等眼疾、泌尿系感染、肠炎，可与本病同时伴发。该病也可累及肺脏、心脏等内脏。

检查方法：人类白细胞抗原 B27 测定，骶髂关节 CT 平扫或 X 射线摄片检查。ESR、CRP 测定。

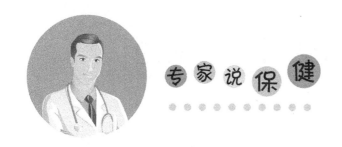

- 治疗目的是减轻疼痛和缓解僵硬感，非药物及药物治疗相结合。

- 按照计划进行强度适中的体育锻炼。散步、游泳、骑自行车等非负重锻炼，可延迟残疾发生的时间。锻炼是一项重要的治疗手段。

- 每天至少俯卧位睡在床上两次，每次半小时，要睡硬板床且枕头要低，最适高度为 15 厘米。俯卧可使体重均匀分布在所有身体的关节上，俯卧时下肢应伸直，双足超过床缘，这样可使下背、腰、髋和膝部放松，使脊柱拉直。

- 要注意自己的情绪，不良的悲观、抑郁情绪，犹如病魔的帮凶。要有信心，有生活目标，在积极治疗的同时，应和正常人一样生活、工作和娱乐。绝对不能"卧床静养"。

- 部分伴发眼疾或有肾脏损害者，需要在专科医生指导下，进行免疫抑剂或抗风湿药物的治疗。

- 物理治疗，如中频、水疗、针灸也可作用。

- 残疾而影响生活者，可行外科手术治疗，以恢复关节功能。

系统性红斑狼疮

刘秀梅 教授

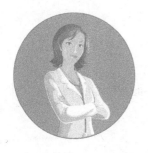

专家说病

系统性红斑狼疮是侵害皮肤、肾脏、脑、心、肺、血液、关节和肌肉等多个脏器的全身性疾病。目前，确切的病因尚不清楚，一般认为是多因素的，如遗传、性激素、环境等因素相互间的作用可引起机体免疫调节功能紊乱而发病。任何年龄均可发病，但多见于育龄妇女。我国患病率为 70 人/10 万人。

临床表现多种多样，疾病早期，可有发热、乏力、食欲减退、全身不适、关节肿痛、肌肉酸痛和体重减轻等症状。面部损害表现为跨鼻梁和两侧面颊的红斑，俗称"蝴蝶斑"，日晒后加重，是本病的典型表现。也可见颈部、胸背部、手掌和足底等部位有点片状红斑。除皮疹外，还可伴明显脱发、反复口腔溃疡等。本病还可有多脏器的损害，肾脏损害可表现为尿蛋白和血尿；血液系统损害表现为贫血、白细胞和血小板减少。神经系统损害可出现神经系统的症状等。其治疗常需要糖皮质激素及免疫抑制剂，用药量及时间长短，应根据病情个体化治疗。

实验室检查包括血常规、尿常规、肝功能、肾功能以及许多自身抗体（抗核抗体、抗双链 DNA 抗体、抗 Sm 抗体、抗 SSA 和 SSB 抗体、抗磷脂抗体等）的检查。诊断依据临床病史、体征和实验室检查。

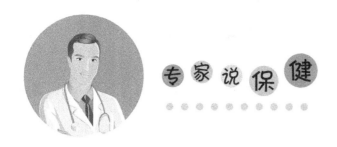

红斑狼疮发病者多为年轻女性，在面部出现红斑皮疹后，为了避免化学物质的刺激作用，最好勿用化妆品。染发有可能诱发红斑狼疮。

大约有 1/3 的红斑狼疮病人，在日晒后面颊部或其他暴露部位出现鲜红色皮疹或原有皮疹加重，甚至出现蛋白尿。因此不宜在海滩浴场游泳或日光浴，户外活动时，应戴草帽，穿长袖衣和使用防晒霜。

某些食物，如芹菜、无花果、蘑菇、烟熏食物、苜蓿类种子，豆荚等可诱发红斑狼疮，应尽可能避免。建议低盐饮食，肾功能正常可多食含钾高的水果，如香蕉、苹果、橙子和西红柿等。口服含雌激素的避孕药也可诱发红斑狼疮，应避免使用。

约 1/3 的病人妊娠期间病情恶化，分娩后可使缓解期转为活动期，合并肾脏、脑、心等重要脏器受累的病人，最好不要怀孕与分娩。无明显脏器损害，在疾病比较稳定，征得专科医生同意后，可考虑怀孕。

本病在专科医生指导下药物治疗可使疾病长期缓解，和正常人一样生活。用药期间严密观察，注意药物的不良反应。不可随意停药或减药。

白 塞 病

贺 抗 教授

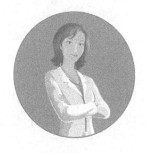

专家说病

　　白塞病，是以反复发作的口腔溃疡、生殖器溃疡、眼病及皮肤损害为特征的，累及多系统的全身性免疫病。发病率为 10～20 人/10 万人。其病因不明，发病年龄高峰为 16～40 岁。

　　典型临床表现为口腔溃疡、眼病及生殖器溃疡三联征。这三组症状可同时出现也可先后不同病期出现。常伴有发热、关节疼痛。几乎所有病人均有口腔溃疡。外阴溃疡发生率为 75%，女性见于外阴及阴道、子宫颈和肛周等处。男性在阴囊和阴茎，也见于龟头。皮肤可见结节性红斑、毛囊炎样皮疹、青春期后痤疮样结节。针刺后针眼处呈脓疱疹样改变。眼病主要表现为虹膜睫状体炎、葡萄膜炎、前房积脓等，眼炎的反复发作可造成失明，未经治疗者，失明率高达 65%。消化道、神经系统、心血管及肾脏均可受累及。该病呈慢性经过，预后良好，但病变累及中枢神经系统及大动脉者病死率为 4%。该病诊断主要依据临床的典型症状，缺乏实验室指标。

　　白塞病 1989 年国际诊断标准为：①反复口腔溃疡（一年发作三次以上）；②生殖器溃疡；③眼病；④皮肤病变；⑤针刺反应阳性。以上 5 项中，凡具第一项者，加上其余 4 项中任何两项，诊断即可确立。

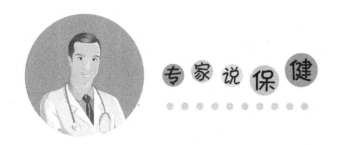

过度疲劳、经期前后、气候及季节变化，均可使病情加重或复发。因此，病人应戒烟酒，生活规律、劳逸结合，并保持乐观积极的心态。

仅有皮肤、黏膜溃疡者，局部用药对症处理。

口腔、咽部溃疡，应避免进食刺激性食物。清晨、睡前及餐后，用淡盐水漱口。溃疡处用含皮质激素的药膏或贴膜或中药冰硼散、锡类散。生殖器溃疡用 1∶5000 高锰酸钾溶液清洁后，加用抗生素膏，如莫匹罗星（百多邦）或红霉素眼膏。

皮肤病变者，应经常洗澡、勤换内衣、被褥常晾晒，病损局部涂抗生素药膏。

眼炎急性发作时，坚持每日多次用散瞳剂及 0.25%～1% 可的松点眼。禁用抗生素点眼。

病情严重或眼病者，全身用皮质激素和免疫抑制剂联合治疗。注意，必须在专科医生指导下用药。

肠道白塞病，极易误诊，应及早做肠镜、胃镜，明确诊断。

部分病人伴发心绞痛、心肌梗死、脑栓塞、脑出血等，故白塞病人如果突发胸疼、昏迷、休克等心、脑血管症状，应立即急诊诊治。

硬 皮 病

刘秀梅　教授

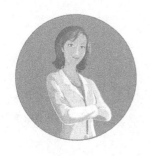

专家说病

　　硬皮病又称系统性硬化症，是以局限性或弥漫性皮肤硬化及内脏纤维化为特点的疾病，女性多于男性，各个年龄段都可发病，但以30～50岁的女性多见，弥漫型硬皮病可有内脏损害，病情凶险，甚至危及生命，是自身免疫性全身性疾病。

　　该病的病因目前尚不十分明确，可能在一定的遗传背景下，由于感染、环境、机体自身免疫异常等多因素引起。

　　绝大多数病人发病以雷诺现象为首发症状，表现为受冷或精神紧张时，手指和脚趾发白、变紫。如果反复发生雷诺现象，病人手指尖皮下变薄，手指尖发黑，指端缺血、溃烂、坏死，引起手指端指骨吸收，手指变短；以后逐渐出现皮肤损害，皮损程度不等，轻者只有手指和面部皮肤发紧、变硬，典型的皮肤病变可经过3个时期，首先在手指和面部出现肿胀，手指像香肠，活动不灵活，逐渐出现皮肤变厚，发硬，皮肤不能提起，最后皮肤萎缩变薄，皮纹消失。表现在面部为鼻子变尖、嘴唇变薄、内收、口周有皱褶、张口受限，像面具一样；重者除手指和面部外，还可累及胸腹部和背部，同时可有内脏损害，可累及心脏、肺脏、肾脏、神经系统和消化道等，并出现相应症状，内脏损害的病人病情重，预后较差。有报道硬皮病可和肿瘤伴发，应监测肿瘤的发生。

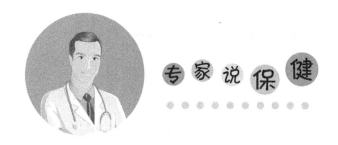

专家说保健

> 有雷诺现象者，尽量减少血管痉挛的发作程度和次数，应避免精神紧张和过度劳累，避免寒冷刺激，注意保暖，尤其天气寒冷时，要戴棉手套、耳套、帽子等，躯体也应保暖，以免反射性四肢血管收缩。

> 避免经常摩擦肢端：由于肢端易破溃，且不易愈合，尽量避免摩擦受损，有肢端坏死者，要避免感染。

> 食道受累者，应少食多餐，细嚼慢咽，宜食用细软易消化的食物，避免辛辣食物，进餐后稍走动后再躺下，或抬高床头，避免食物反流；有食道反流者可使用药物治疗。

> 不要饮酒，吸烟可引起皮肤血管收缩，应该戒烟，避免感冒，避免滥用药物。

> 保持乐观的生活态度，定期到医院随诊，配合医生积极治疗。

> 本病无特效药物，但早期治疗可控制疾病进展。应在医生指导下，坚持长期药物治疗，主要治疗措施为抗纤维化、扩血管、糖皮质激素、免疫抑制剂以及对症处理。

多发性肌炎和皮肌炎

刘秀梅　教授

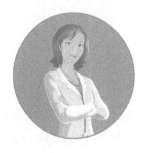

专家说病

多发性肌炎和皮肌炎是非化脓性的肌肉慢性炎症，女性多见，任何年龄均可发病，但在 10～14 岁和 50 岁左右有两个发病高峰，属自身免疫性疾病。

本病病因目前还不十分明确，可能和感染、机体免疫异常、血管病变以及遗传等因素有关。典型症状是四肢近端肌肉的疼痛和无力，病变是对称性的，病情逐渐进展，表现为下蹲站起时费力，不能上楼、爬坡，胳膊不能抬起，不能梳头、洗脸，甚至卧床后坐起和翻身困难，咽部、食道上端受累可出现声音嘶哑和吞咽困难，呼吸肌受累可引起呼吸费力、气短，心肌受累可出现心功能异常。皮肌炎病人可出现皮肤损害，皮疹和肌无力出现先后顺序可不平行，典型的皮疹表现为上眼睑、前额、面部、耳前、颈前和上胸部、颈后、耳后等部位有水肿性红斑，另外在关节伸侧面也可有紫红色皮疹。除肌肉和皮肤损害外，还可累及内脏，如肺脏，出现呼吸困难、干咳等肺泡炎、间质肺炎和肺纤维化的表现。也可有全身症状，如关节痛、晨僵、发热、体重减轻等。值得注意的是少部分病人易伴发肿瘤，肿瘤发生的部位可以是肺、卵巢、鼻咽部、乳腺、胃以及血液系统肿瘤，尤其是对年龄比较大的病人，应警惕伴发恶性肿瘤的可能。

对诊断帮助较大的辅助检查是肌酶谱、肌电图以及皮肤和肌肉活检。

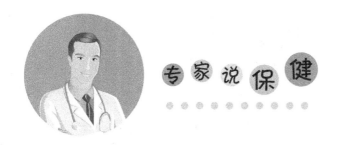

避免日光照射：由于皮肌炎病人在日光照射后皮损加重，日常生活中应尽量避免日光照射，外出时可戴帽子、手套，或使用防晒霜等。

饮食应多食高蛋白、高热量食物；有吞咽困难者睡觉时宜抬高头位；要有足够的睡眠，避免劳累。

日常生活中要避免寒冷等不良刺激，预防感染，以免病情加重。

锻炼：在急性期，症状较重，应卧床休息；慢性期，肌无力和肌痛不明显时，应进行适当的锻炼以防止肌肉萎缩。

由于妊娠可诱发本病，在病情稳定时可考虑怀孕，应在医生指导下进行，并定期到医院随诊。

要正确认识本病，虽然不可治愈，但坚持正规治疗可很好地控制，要保持乐观的态度，积极配合医生的治疗。

本病治疗主要是药物治疗，常使用糖皮质激素和免疫抑制剂，由于本病难以治愈，需要坚持长期正规治疗，不要轻易停药或自行减药，同时应注意药物副作用，定期到医院复查。

干燥综合征

刘秀梅　教授

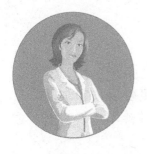

专家说病

干燥综合征是一种侵犯泪腺、唾液腺为主的自身免疫性疾病，同时还可侵犯全身多个器官，如呼吸、消化、心血管、泌尿、神经等系统，有多种多样的临床表现。发病率为 0.29％～0.77％，女性占90％，发病年龄在 30～60 岁多见。一般认为与免疫因素、遗传因素、病毒感染，如 EB 病毒、疱疹病毒、反转录病毒等感染有关。

约 80％的病人有口干症状，严重时病人随身带水，讲话时需频频饮水，进固体食物需饮水送下，50％有牙齿的变化，先为牙齿逐渐变黑，继而小片脱落，牙龋洞迅速扩大，最后留残根，称为猖獗齿。舌面干裂或是光滑。泪液分泌减少，眼干涩、疼痛、畏光、异物感、砂眼感或烧灼感。皮肤可见为荨麻疹、环形红斑、多形性红斑、冻疮样红斑、紫癜样皮疹等。

病变累及鼻、喉、气管和支气管黏膜，表现为鼻腔干燥结痂，鼻腔阻塞，黏膜萎缩，嗅觉不灵；咽喉干燥、疼痛或声音嘶哑，黏液不易咳出，胸闷气喘，最终发展为肺间质纤维化，肺动脉高压。消化系统表现为食管功能运动障碍，出现吞咽困难，由于胃黏膜腺体分泌减少，出现消化不良、食欲减退、上腹不适、腹痛腹胀等；还可引起肝功能损害，出现乏力、发热、上腹不适、皮肤黄染、瘙痒、肝脾大、肝硬化。肾脏有损害时，可出现肾小管酸中毒症状。

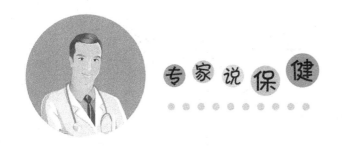

原发性干燥综合征是一个并不少见的疾病，典型的症状为口干、眼干，但早期无明显症状，或没有意识到口干、眼干也是一种病，常于明显内脏损害，如肾小管酸中毒、肺间质纤维化后才确诊，丧失了治疗机会，因此出现上述表现时，应进行必要的检查，早期确诊。

口干、唾液少、猖獗齿、舌皲裂者要注意口腔卫生，防止口腔细菌增殖，每天最少要刷牙两次，饭后漱口，减少龋齿和口腔继发感染，戒烟、酒，减少物理因素的刺激。龋齿要及时修补，感染要及时治疗。

眼泪少使眼干涩，防御功能下降，异物感，可引起角膜损伤，易发生细菌感染，视力下降及其他眼病。可用人工泪液点眼，防止眼干燥，睡前涂眼膏，保护角膜，睡觉时戴潜水镜防止眼泪蒸发。

干燥综合征早期不需要全身治疗。可用局部替代治疗，必淑平具有黏液溶解作用，能减轻口眼干燥，关节痛可服用非甾体类消炎药，如布洛芬、吲哚美辛（消炎痛）、奈普生、双氯芬酸（扶他林）等。出现高球蛋白血症、严重血管炎、肺纤维化、周围神经病变等脏器损害时可使用糖皮质激素和免疫抑制剂等治疗。

骨 关 节 炎

贺 抗 教授

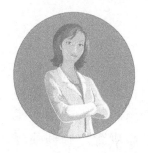

专家说病

　　骨关节炎又称骨关节病、退行性关节病、老年性关节炎或骨质增生性关节炎。是以关节软骨退行性病变及关节边缘骨赘形成为特征的慢性关节疾病。常在中年以后发病，发病率随年龄增加而增加。60岁以上人口中，50％的人群在 X 射线检查时有骨质增生改变，其中35％～50％有相关症状。75岁人口中，患病率为80％以上。

　　其病因与肥胖、重体力劳动、运动减少、外伤、经常蹲位或跪立工作等因素有关。

　　典型临床症状为疼痛和活动受限。骨关节炎多累及手指关节、膝、髋、脊柱等活动频繁和负重的关节。早期表现为关节疼痛，酸胀、沉重感和晨僵感。活动后疼痛减轻，但如果活动过多，因关节摩擦而疼痛加重，长距离步行、上下楼梯时发生疼痛是本病的最早表现。严重者疼痛终日持续，可出现关节腔积液。晚期病人可出现关节活动功能障碍，关节畸形、骨弹响音或骨摩擦音，膝内、外翻，关节游离体，最终关节强直失去功能。

　　检查方法主要有 X 射线摄片检查。关节镜和（或）关节滑液检查，血清骨钙素和尿脱氧吡啶检查也有助于诊断。

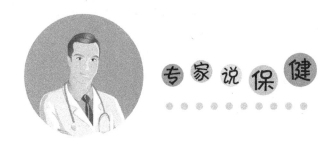

专家说保健

目前治疗的手段主要包括物理治疗、药物治疗和手术治疗。关键是尽早去看专科医生，得知自己是否患了骨关节炎并得到最佳治疗建议。

保持适当的体重。太胖会伤害膝和髋关节，这是因为肥胖增加关节的负担，导致软骨退行性变和变形。

体育锻炼。运动可增加关节的活动性及肌肉的力量。每天散步、经常游泳、跳交谊舞等，对防止关节功能障碍有重要作用，但应避免大幅度的活动和关节负重。

物理治疗。急性期，关节红、肿、热、痛明显时，禁忌热疗。炎症消退后的慢性期，局部可热疗或泡温泉。

注意关节保护。膝关节要用护膝，由坐位或蹲位站立时，应将双手扶撑支持物或自己的膝上。利用手杖、拐杖或步行器协助活动或行走。要穿舒适、宽大的平底鞋。

受凉、情绪紧张和缺钙会诱发或加重病情。因此要注意关节保暖，保持乐观情绪和食用含钙质丰富的食物。

缓解症状的药物主要是非甾体药物，如希乐保、芬必得、乐松、双氯芬酸缓释片等。维骨力或葡立为关节软骨营养剂，可防止关节炎的发生或延缓其病理过程。关节腔内注射关节保护剂，也可延缓病理进展。失去功能的关节，尽早进行关节清理术或关节置换术。